中国神经疾病科研报告

国家神经疾病医学中心
首都医科大学宣武医院

主　编　赵国光

科学出版社

北　京

内 容 简 介

本书由国家神经疾病医学中心牵头编写，与爱思唯尔信息分析团队合作，深度分析 2013-2023 年全球神经疾病领域的代表性科研文章产出、基金项目及专利技术成果，涵盖了脑血管病、阿尔茨海默病、帕金森病、癫痫、肌萎缩侧索硬化、重症肌无力、创伤性颅脑损伤、中枢神经系统肿瘤及脊柱退行性疾病九大主要领域，着重分析了我国与全球其他主要国家及科研机构在神经疾病领域的科研产出规模及变化趋势，为了解我国在该领域的科研表现提供了客观数据，也为政府部门制定相关政策提供了重要的参考依据。

图书在版编目 (CIP) 数据

中国神经疾病科研报告 / 赵国光主编 . -- 北京：科学出版社，2024. 11. -- ISBN 978-7-03-080175-3

Ⅰ . R741

中国国家版本馆 CIP 数据核字第 20244ZU604 号

责任编辑：路　弘／责任校对：张　娟
责任印制：师艳茹／封面设计：龙　岩

科 学 出 版 社 出版

北京东黄城根北街 16 号
邮政编码：100717
http://www.sciencep.com

三河市春园印刷有限公司印刷
科学出版社发行　各地新华书店经销

*

2024 年 11 月第 一 版　开本：889×1194　1/16
2024 年 11 月第一次印刷　印张：10 1/4
字数：300 000
定价：130.00 元
（如有印装质量问题，我社负责调换）

《中国神经疾病科研报告》
编 委 会

主　　编　赵国光

顾问委员会（以姓氏笔画为序）

王以政	王拥军	毛 颖	卞修武	吉训明	刘德培	江 涛	李路明
时松海	张 旭	张亚勤	陆 林	陈润生	罗敏敏	周良辅	郑海蓉
赵国光	赵继宗	饶子和	顾晓松	高 福	曹雪涛	曾益新	谢晓亮
雷海潮							

专家咨询组（以姓氏笔画为序）

王 艺	王 青	王 硕	王玉平	王占军	王伊龙	王延江	王朝东
卢 洁	田恒力	冯 华	冯慧宇	朱遂强	任连坤	刘 军	刘建民
刘艳辉	刘新峰	江荣才	许予明	杜怡峰	李 刚	李子孝	李世绰
李立宏	李存江	李美华	杨 弋	杨学军	杨清武	肖 波	吴 浩
吴 毅	沈 璐	张建民	张建国	张俊廷	张晓华	陆云涛	陈 玲
陈 亮	陈 赞	武力勇	林江凯	郁金泰	罗本燕	金丽日	周迎春
屈 延	屈秋民	赵 曜	赵传胜	赵性泉	赵重波	郝峻巍	洪 韬
耿道颖	贾建平	高国一	郭 华	郭起浩	唐 毅	唐北沙	凌 锋
黄旭升	菅凤增	曹云鹏	常 婷	章军建	梁树立	彭 斌	董 强
程 忻	焦力群	谢安木	管仲军	缪中荣			

前　言
PREFACE

神经疾病危害严重，是全球致病、致残的主要原因，给社会和经济带来了巨大负担。世界卫生组织呼吁社会应采取紧急行动，加大有针对性的干预，使越来越多的神经疾病患者能够获得所需的高质量的护理、治疗和康复服务。过去 10 年间，我国在神经疾病领域的临床研究和相关创新方面取得了显著进展，本书对我国 2013—2023 年在神经疾病领域的重要科研论文、基金项目及专利技术成果进行系统梳理和深入分析，旨在及时、准确、客观地反映我国在该领域的科研现状及发展趋势。

我国长期高度重视科技创新体系，将科技创新与实现高水平的科技自立自强摆在国家发展的核心位置，把握大势、抢占先机，直面问题、迎难而上，完善国家创新体系，加快建设科技强国，实现高水平科技自立自强。在此背景下，随着国家在临床科研领域投入的持续增加及医疗机构高质量发展的不断推进，神经疾病领域的科研成果逐步丰硕，成为我国医疗科研体系的重要组成部分。正是基于这一背景，本报告对我国神经疾病研究现状及成果进行了全面深入分析。

本报告由国家神经疾病医学中心牵头编写，与爱思唯尔信息分析团队合作，深度分析 2013—2023 年全球神经疾病领域的代表性科研产出、基金项目及专利技术成果，涵盖了脑血管病、阿尔茨海默病、帕金森病、癫痫、肌萎缩侧索硬化、重症肌无力、创伤性颅脑损伤、中枢神经系统肿瘤及脊柱退行性疾病九大主要领域，着重分析了我国与全球其他主要国家及科研机构在神经疾病领域的科研产出规模及变化趋势，为了解我国在该领域的科研表现提供了客观数据，也为政府部门制定相关政策提供了重要的参考依据。

本报告在编写过程中得到了国家卫生健康委员会、国家神经疾病医学中心、中国国际神经科学研究所、国家老年疾病临床医学研究中心及《中国神经疾病科研报告》专家咨询组和编写委员会的倾力支持与帮助，尤其要感谢复旦大学附属华山医院、首都医科大学附属北京天坛医院的同仁们给予的大力支持。在此，向所有为本报告编写付出心血的专家和工作人员致以最诚挚的谢意！

　　尽管我们在编写过程中力求精益求精，但仍可能存在不足，恳请广大读者批评指正。作为国家神经疾病医学中心，我们将坚定贯彻落实党中央、国务院的决策部署，把人民健康放在优先发展的战略地位，持续深化医疗卫生改革，以踏石留印、抓铁有痕的劲头将神经疾病的科研创新工作不断推进，持续提升我国在该领域的防治与诊疗水平，为实现中华民族的伟大复兴打下坚实的健康基础！

首都医科大学宣武医院
国家神经疾病医学中心
中国国际神经科学研究所
2024年9月

目 录
Table of Contents

第一章

神经系统疾病代表性学术成果

神经系统疾病代表性科研文章

科技创新在推动医学健康领域的发展中发挥着重要作用，而医学健康领域的科学发现和科研成果更是应对全球健康挑战的关键。学术产出，即科研文章的发表，是重要的科研成果的形式，代表了科研人员在特定研究领域的学术创新。本章通过挖掘2013—2023年全球在脑血管病、阿尔茨海默病、帕金森病、癫痫、肌萎缩侧索硬化、重症肌无力、创伤性颅脑损伤、中枢神经系统肿瘤和脊柱退行性疾病9个神经系统疾病领域[①]内的代表性文章成果，分析神经系统疾病领域内代表性研究在全球各个国家的发文数量分布情况、科研影响力和相应发文的学术机构的表现，借此评估各国和主要机构在神经系统疾病领域的科技创新能力。

学术产出的类型包含期刊文章、会议文集、综述文章和丛书等。对科研文章数量的评估，在一定程度上代表了被评估主体在该研究领域内的科研生产力。对科研文章的科研影响力进行评估，则是从另一个角度体现了学术产出的科研表现。科研影响力在一定程度上可以借由定量指标归一化引文影响力（field weighted citation impact，FWCI）和被引次数进行评估。

代表性文章的遴选由对学术产出的定量科研指标分析和定性的专家评选相结合而产生。其中定量的科研指标分析包含对学术产出的卓越程度（是否属于前1%高被引文献）、研究成熟度[②]、科研影响力指标[③]表现以及其对于政策、专利产出和产学合作的影响程度进行评估[④]。专家

---

① 神经系统疾病领域由Scopus数据库中属于该领域的科研文集进行归纳和定义，详细说明见附录一。

② 研究成熟度指标定义详见附录五。

③ 科研影响力一般由定量指标"被引次数"和"归一化引文影响力（FWCI）"进行评估。被引次数可在一定程度上反映被评估主体发表文献的学术影响力，但是受发表时间、文章类型、学科特性的影响，被引次数在评估效应上具有一定限制性。因此，本报告在评估科研影响力时主要使用归一化引文影响力指标FWCI，作为科研影响力的一个评价指标进行横向和纵向比较。FWCI通过对比被评估主体发表文献所收到的总被引次数与其同类型、相同发表年份和相同学科领域文献所收到的平均被引次数计算得来。即FWCI利用其归一化特性，体现了文献被引次数的相对值表现，能够更好地规避不同规模的发表量、不同学科被引特征以及不同发表年份带来的被引数量差异。如果FWCI为"1"，就意味着被评估主体的文献被引次数正好等于整个Scopus数据库同类型文献的平均水平；如果FWCI大于"1"，就说明被评估主体的文献被引次数高于整个Scopus数据库同期研究的平均水平。

④ 具体评估方法详见附录一。

评选则由专家从科研文章内容的角度剔除相关性较低的文章，选定代表性文章后，专家委员会从医学重要性及学术创新性两个维度对筛选出的代表性文章进行打分，最终遴选出各疾病领域综合影响力较高的文章，并对最具代表性的文章点评。其中医学重要性的评判标准主要侧重考虑该文章对学科领域发展的推动作用，学术创新性的评判标准主要侧重考虑该研究本身具备的创新性和独特性。

一、脑血管病

（一）代表性文章科研指标表现

脑血管病是指脑部血管病变导致脑功能障碍的一类疾病，主要包括血管闭塞或狭窄、血管破裂、血管畸形、血管壁损伤或通透性改变等脑组织缺血性或出血性意外，从而引起的局限性或弥漫性脑功能障碍。在脑血管病领域内，本小节共遴选出2013—2023年的109篇代表性文章，其中全部为国外或我国港澳台地区机构参与的文章有71篇，为中国大陆的机构参与的有38篇。这些代表性文章分布在87个国家或地区，由于涉及国家或地区较多，图1.1.1仅展示了参与发表

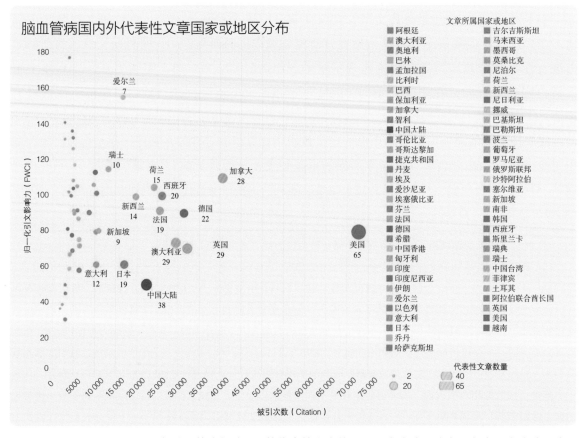

图1.1.1　2013—2023年脑血管病领域109篇代表性文章的所属国家或地区分布及各个国家或地区该病种的代表性文章数量、归一化引文影响力和被引次数（由于涉及87个国家或地区，数量较多，仅展示所属文章数量≥2篇的国家或地区）

的代表性文章数量≥2篇的国家或地区，共有64个。从学术产出的规模来看，美国的代表性发文最多，共有65篇。其次为中国大陆，共有38篇。在拥有较多代表性文章（≥2篇）的国家或地区中，爱尔兰参与发表的7篇代表性文章的归一化引文影响力（field weighted citation impact，FWCI）最高，达到154.5。其中爱尔兰的爱尔兰皇家外科学院（Royal College of Surgeons in Ireland）参与发表的文章《缺血性卒中快速血管内治疗的随机评估》（*Randomized assessment of rapid endovascular treatment of ischemic stroke*）FWCI达到了348.9，在所有代表性文章中排名第二，这也提升了爱尔兰参与的代表性文章的平均FWCI。

图1.1.2中展示了代表性文章数量排名前十的机构。在国外机构中，来自加拿大的卡尔加里大学（University of Calgary）参与发表的代表性文章最多，达到了17篇。而来自美国的匹兹堡大学（University of Pittsburgh）参与发表的11篇文章在排名前十的国外机构中FWCI最高，达到了162.0。匹兹堡大学也共同参与发表了上文提到的文章 *Randomized assessment of rapid endovascular treatment of ischemic stroke*。排名前十的机构中，来自美国和澳大利亚的学术机构最多，均为4所。此外，还有分别来自英国、德国和加拿大的各一所机构（有两家机构并列第十）。

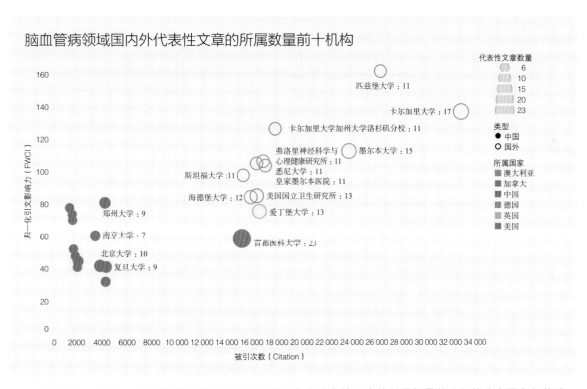

图 1.1.2　2013—2023年脑血管病领域109篇国内外代表性文章的所属数量前十机构分布及各机构该病种的代表性文章数量、归一化引文影响力和被引次数

续　表

文章标题	来源期刊	发表年份	客观			主观		总分
			FWCI	被引次数	浏览次数	医学重要性	学术创新性	
通过灌注成像选择的缺血性卒中的血管内治疗（Endovascular therapy for ischemic stroke with perfusion-imaging selection）	New England Journal of Medicine	2015	334.7	4337	551	10	44	54
支架植入联合药物治疗与单纯药物治疗对症状性颅内狭窄患者卒中和死亡风险的影响：CASSISS随机临床试验（Effect of stenting plus medical therapy vs medical therapy alone on risk of stroke and death in patients with symptomatic intracranial stenosis: the CASSISS randomized clinical trial）	JAMA—The Journal of the American Medical Association	2022	29.0	80	12	4	12	16
替奈普酶与阿替普酶在急性缺血性脑血管事件中的比较（TRACE-2）：一项多中心、开放标签、随机对照非劣效性试验（3期）［Tenecteplase versus alteplase in acute ischaemic cerebrovascular events (TRACE-2): a phase 3, multicentre, open-label, randomised controlled, non-inferiority trial］	The Lancet	2023	56.1	37	0	5	10	15
血管内治疗与标准药物治疗对椎基底动脉闭塞的疗效比较（BEST）：一项开放标签、随机对照试验［Endovascular treatment versus standard medical treatment for vertebrobasilar artery occlusion (BEST): an open label randomised controlled trial］	The Lancet Neurology	2020	29.3	365	33	4	10	14
基底动脉闭塞后6～24小时血栓切除术的试验（Trial of thrombectomy 6 to 24 hours after stroke due to basilar-artery occlusion）	New England Journal of Medicine	2022	59.1	163	1	9	4	13
颅内球囊扩张支架与药物治疗对症状性颅内狭窄患者脑卒中风险的影响：VISSIT随机临床试验（Effect of a balloon-expandable intracranial stent vs medical therapy on risk of stroke in patients with symptomatic intracranial stenosis: The VISSIT randomized clinical trial）	JAMA—The Journal of the American Medical Association	2014	13.7	400	47	0	12	12

1. *A randomized trial of intraarterial treatment for acute ischemic stroke*[1] （2015）（急性缺血性脑卒中动脉内治疗的随机对照研究）

动脉内治疗可大致分为局部给药的药物溶栓和机械取栓，其中机械取栓是目前的一线治疗，但存在诸多问题：如启动治疗时间较晚、缺乏颅内大动脉近端闭塞的影像学证据、使用的取栓装置过于老旧等。本研究旨在探讨颅内动脉近端闭塞后紧急血管再通对急性缺血性脑卒中患者预后的影响，通过多中心随机对照研究，探索发病6小时内进行机械取栓联合常规治疗，与仅采用常规治疗相比，是否能更有效改善前循环大动脉近端闭塞。本研究纳入来自荷兰16个医学中心的发病6小时内的前循环动脉近端闭塞患者共500例，其中233人接受动脉内治疗和常规治疗，其余267人仅接受常规治疗。主要结局是发病90天后的改良Rankin评分（mRS）。结果显示，动脉内机械取栓治疗组预后良好者（32.6%）比仅接受常规治疗组预后良好者（19.1%）高出13.5%，两组患者死亡率和症状性颅内出血发生率无显著性差异。

本研究设计为多中心随机对照试验，保障了研究质量和结果的可靠性。使用的最新机械取栓装置（可回收支架）能够带来更高的再通率和更好的临床结局。同时，本研究在患者入组上严格筛选影像学证实的大血管闭塞，并限定发病时间在6小时内，确保了入组患者的一致性；广泛应用现代影像学技术（CTA、MRA、DSA）对血管再通和梗死体积进行评估，确保了效果评估的准确性。最终证实了在发病6小时内施行动脉内机械取栓术的有效性和安全性，为临床实践提供了重要证据，有望改变急性缺血性脑卒中的治疗标准，显著减少致残率和死亡率，提升患者的生活质量。后续研究应优化患者筛选标准，进一步明确哪些患者能从血管内机械取栓治疗中获益，如通过更精确的影像学技术、生物学标志物或限定发病时间筛选出适合的患者。提高再通技术并继续开发和改进机械取栓装置，有助于提高再通成功率，减少术中并发症。此外，进行更长期的随访，有助于评估动脉内机械取栓对患者长期功能恢复和生活质量的影响，为全面评价其临床价值提供数据支持。

2. *Endovascular thrombectomy after large-vessel ischaemic stroke: a meta-analysis of individual patient data from five randomised trials*[2]（2016）（大血管闭塞的缺血性脑卒中后血管内取栓术：来自五项随机对照研究的个体患者数据荟萃分析）

急性缺血性脑卒中是全球致残和死亡的重要原因之一，传统治疗方法如静脉溶栓受到时间窗和适应证的限制，而动脉内取栓术的引入和应用显著改善了患者的预后。动脉内取栓术目前已有长足的发展，但直到2015年发表的几项临床试验之后，该手术才被认可为前循环大血管近端闭塞时的标准治疗方法。有些研究的纳入人群包括了接受治疗较晚的患者、老年人、轻度神经功能缺损者及不符合静脉注射阿替普酶条件的患者。由于纳入人群的差异，单独一项研究

① Berkhemer OA, Fransen PS, Beumer D, et al. A randomized trial of intraarterial treatment for acute ischemic stroke. N Engl J Med, 2015 Jan 1, 372(1):11-20. doi: 10.1056/NEJMoa1411587. Epub 2014 Dec 17.

② Goyal M, Menon B K, van Zwam W H, et al. Endovascular thrombectomy after large-vessel ischaemic stroke: a meta-analysis of individual patient data from five randomised trials. Lancet, 2016, 387(10029):1723-1731. doi:10.1016/S0140-6736(16)00163-X.

的结论可能不具有足够的代表性，且单一研究的样本量往往不够大。因此，本研究旨在通过荟萃5项随机对照研究的数据，评估动脉内机械取栓术对前循环大血管近端闭塞造成的急性缺血性脑卒中的疗效。研究纳入了1287例患者，其中634人接受了动脉内取栓术，另外653人仅接受标准治疗。结果显示，动脉内取栓术在发病90天后显著降低了患者的残疾程度。即便是在80岁以上人群、发病6小时后接收治疗的人群和阿替普酶溶栓禁忌人群中，动脉内取栓术也可以取得更好的预后。动脉内取栓组和仅接收常规治疗组在发病后90天的死亡率、脑实质血肿发生率和症状性颅内出血的发生率上均无显著性差异。

本研究采用个体患者数据的荟萃分析方法，通过对5项关键随机对照试验（MR CLEAN、ESCAPE、REVASCAT、SWIFT PRIME、EXTEND IA）的数据进行综合分析，提供了更精确的疗效评估；并且克服了单项试验样本量不足和样本异质性的问题，提高了结果的可靠性和适用性。研究涵盖不同的患者亚组，包括高龄患者、无法接受静脉溶栓治疗的患者和症状发作超过6小时的患者，证明了动脉内取栓术在广泛患者群体中的普遍有效性。此外，研究发现第二代取栓装置（如支架取栓器）的使用显著提高了再通成功率，改善了临床结局。动脉内取栓术可有效治疗前循环大血管近端闭塞导致的急性缺血性脑卒中，这将对临床实践产生深远影响，有助于减少患者的残疾和死亡率。未来研究应进一步扩大样本量，并进行不同人群的精细化亚组分析：根据患者的具体情况，如年龄、卒中严重程度和发病时间等，制订符合特定人群的治疗方案，以提高治疗的有效性和安全性。此外，应继续改进取栓装置和手术技术，缩短再灌注时间，进一步提高再通率和减少术中并发症。

3. *Thrombectomy 6 to 24 hours after stroke with a mismatch between deficit and infarct*[①]（2018）（临床症状和梗死体积不匹配的急性缺血性脑卒中后6～24小时动脉内取栓治疗）

对于动脉内取栓术的研究多限于发病后6小时内，动脉内取栓对于发病超过6小时的前循环大血管闭塞导致的急性缺血性脑卒中的疗效尚不明确。前期非随机对照研究提示，即使发病6小时以上，只要存在缺血和梗死体积不匹配，开通闭塞的前循环大血管就可能是有益的。本研究纳入了206例发病6～24小时的颈内动脉颅内段闭塞或大脑中动脉近端闭塞，且临床症状和梗死体积不匹配的急性缺血性脑卒中患者。107例患者被随机分配至动脉内机械取栓组，其余99例患者被随机分配至仅接受标准治疗组。90天后，机械取栓组的改良Rankin量表评分平均为5.5分，而对照组平均为3.4分；机械取栓组约49%的患者预后良好，对照组约13%的患者预后良好。两组的无症状颅内出血率和死亡率无显著性差异。结果提示，对于发病6～24小时的颈内动脉颅内段闭塞或大脑中动脉近端闭塞引起的急性缺血性脑卒中患者，如存在临床症状与梗死体积不匹配，机械取栓术联合标准治疗优于单纯标准治疗。

该研究采用多中心、前瞻性、随机、开放标签的试验方法，并结合贝叶斯自适应增益设计，以提高结果的准确性和适用性；并且重点考察了临床缺损与梗死体积不匹配的患者群体，通过

---

① Nogueira R G, Jadhav A P, Haussen D C, et al. Thrombectomy 6 to 24 hours after stroke with a mismatch between deficit and infarct. N Engl J Med, 2018, 378(1):11-21. doi:10.1056/NEJMoa1706442.

精确的影像学评估来确定治疗对象，从而确保治疗的靶向性和有效性。此外，应用现代影像学技术和自动化软件（RAPID）进行梗死体积的测量和评估，提高了数据的可靠性和可重复性，所采用的取栓装置在提高再通率和临床结局方面也表现出显著优势。本研究突破了动脉内取栓术的传统治疗时间窗限制，拓宽其适应证，为临床实践提供了新的治疗选择，有望显著降低卒中患者的致残率和死亡率。未来研究应利用更先进的影像学技术和生物学标志物，进一步优化患者筛选标准，精确识别在延迟时间窗内最能从取栓术中获益的患者。继续研发和改进取栓装置，提高再通成功率，减少术中并发症，提高治疗效果。同时，应进行更长期的随访，有助于评估动脉内取栓对患者长期功能恢复和生活质量的影响，为全面评价其临床价值提供数据支持。

二、阿尔茨海默病

（一）代表性文章科研指标表现

痴呆是一种以获得性认知功能损害为核心，并导致患者日常生活、社会交往和工作能力明显减退的综合征。阿尔茨海默病是最常见的痴呆类型。在阿尔茨海默病领域，本小节共遴选出2013—2023年的106篇代表性文章，其中全部为国外或我国港澳台地区机构参与的文章为77篇，有中国大陆机构参与的文章为29篇。如图1.2.1所示，这些代表性文章分布在39个国家或地区。从学术产出的规模来看，美国的代表性发文最多，共有62篇。其次为中国大陆，共有29篇。在拥有较多代表性文章（＞1篇）的国家或地区中，新加坡参与的3篇代表性文章的FWCI最高，平均达到333.4。这其中，新加坡的新加坡国立大学（National University of Singapore）参与的《仑卡奈单抗在早期阿尔茨海默病中的应用》（Lecanemab in Early Alzheimer's Disease）是所有代表性文章中FWCI最高的文章，达到1210。

图1.2.2中展示了拥有代表性文章数量前十的机构，其中来自法国的法国国家健康与医学研究院[①]（Institut national de la Santé et de la Recherche Médicale，Inserm）和图卢兹大学中心医院[②]（Centre Hospitalier Universitaire de Toulouse，CHU de Toulouse），以及来自中国的首都医科大

[①] Inserm 是法国唯一一家专门从事人类健康和医学研究的公共研究机构。与美国国立卫生研究院（National Institutes of Health，NIH）类似，Inserm 通过 339 个研究单位开展基础研究和转化研究项目，这些研究单位由大约 13 000 名科学家管理，其中包括 5100 名长期研究人员及 5100 名与大学医院和医学院合作的人员。Inserm 的实验室和研究单位遍布法国各地，主要集中在大城市。80% 的 Inserm 研究单位设在法国大学的研究医院内。

[②] 图卢兹大学中心医院（Centre Hospitalier Universitaire de Toulouse，CHU de Toulouse）是法国排名第一的公立医院，同时也是法国规模最大、技术最顶尖的教学医院，其通过高度专业化的技术平台提供普通和复杂的内科和外科治疗，且全天候提供急诊服务。该医院还发展了传统住院治疗的替代方案，如非住院手术或家庭住院治疗，并且还在公共卫生领域发挥作用。它参与预防和患者健康教育活动，通过与协会网络的协调行动（艾滋病毒血清反应、吸毒、戒烟、心血管风险、社会医学），组织或参与面向公众的集体宣传活动。

阿尔茨海默病领域国内外代表性文章国家或地区分布

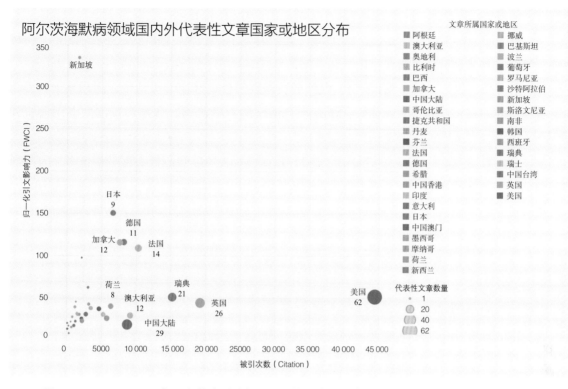

图1.2.1　2013—2023年阿尔茨海默病领域106篇代表性文章的所属国家或地区分布及各个国家或地区该病种的代表性文章数量、归一化引文影响力和被引次数（由于有多个国家或地区合作参与相同的文章，因此存在代表国家或地区的圆点覆盖情况）

阿尔茨海默病领域国内外代表性文章的所属数量前十机构

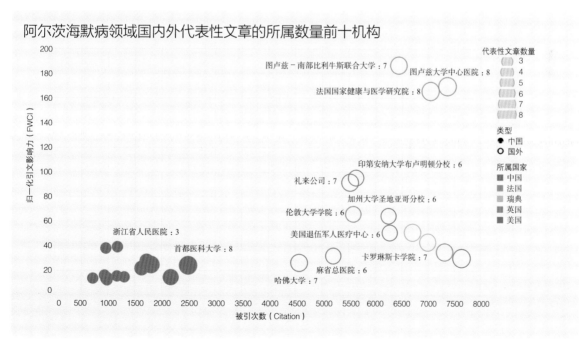

图1.2.2　2013—2023年阿尔茨海默病领域国内外106篇代表性文章的所属数量前十机构分布及各个机构该病种的代表性文章数量、归一化引文影响力和被引次数

学参与了最多的代表性文章，均达到8篇。法国的图卢兹-南部比利牛斯联合大学[①]（Université Fédérale de Toulouse-Midi-Pyrénées，UFTMP）参与的7篇文章FWCI最高，达到了186.7。该机构也参与了文章《仑卡奈单抗在早期阿尔茨海默病中的应用》（Lecanemab in early Alzheimer's disease）的合作，提升了其平均FWCI。国外或我国港澳台地区前十机构中，同样是来自美国的学术机构最多，达到了7所。此外，还有来自法国的三所机构、瑞典和英国的各两所机构（存在文章数量相同的并列机构）。

在拥有代表性文章数量前十的国内机构中，首都医科大学参与的代表性文章最多，为8篇，FWCI最高的文章为《中国60岁及以上成人中痴呆和轻度认知障碍的患病率、风险因素及管理：一项横断面研究》（Prevalence, risk factors, and management of dementia and mild cognitive impairment in adults aged 60 years or older in China: a cross-sectional study），FWCI达到46.6。从以FWCI衡量的科研影响力来看，浙江省人民医院参与的3篇文章的FWCI在国内前十机构中最高，达到了39.2。

（二）阿尔茨海默病领域代表性文章专家评价

表1.2.1展示了由专家委员会对阿尔茨海默病领域内的国内外代表性文章进行医学重要性与学术创新性评分之后总分前五的代表性文章。专家从这些影响力较高的代表性文章中选取了一篇，对其具体的医学重要性和学术创新性进行了点评。

表1.2.1　阿尔茨海默病种领域国内外医学影响力与学术创新性总分前五文章概览［橙色高亮的文章为来自国外或我国港澳台地区机构发表的代表性文章，灰色高亮的文章为来自国内机构发表的代表性文章］

文章标题	来源期刊	年份	客观			主观		
			FWCI	被引次数	浏览次数	医学重要性	学术创新性	总分
仑卡奈单抗在早期阿尔茨海默病中的应用（Lecanemab in early Alzheimer's disease）	New England Journal of Medicine	2023	1210.0	799	0	101	92	193
血浆淀粉样β生物标志物在阿尔茨海默病中的应用（High performance plasma amyloid-β biomarkers for Alzheimer's disease）	Nature	2018	52.0	1001	286	33	37	70
针对高危老年人进行的为期2年的多领域预防认知下降干预（饮食、锻炼、认知训练和血管风险监测）（FINGER）的一项随机对照研究［A 2 year multidomain intervention of diet, exercise, cognitive training, and vascular risk monitoring versus control to prevent cognitive decline in at-risk elderly people (FINGER): a randomised controlled trial］	The Lancet	2015	102.6	2009	391	34	27	61

[①] 图卢兹-南部比利牛斯联合大学是法国中比利牛斯大区（现称奥克塔尼亚）高等教育和研究机构的大学和高等教育机构协会。2023年1月1日，它更名为图卢兹大学。

续 表

文章标题	来源期刊	年份	客观			主观		总分
			FWCI	被引次数	浏览次数	医学重要性	学术创新性	
阿杜卡单抗可减少阿尔茨海默病中的淀粉样β斑块（The antibody Aducanumab reduces Aβ plaques in Alzheimer's disease）	Nature	2016	72.5	1951	550	18	36	54
多纳单抗在早期症状性阿尔茨海默病中的应用：TRAILBLAZER-ALZ 2随机对照研究（Donanemab in Early Symptomatic Alzheimer Disease: The TRAILBLAZER-ALZ 2 Randomized Clinical Trial）	JAMA—The Journal of the American Medical Association	2023	219.9	145	0	23	26	49
健康生活方式与老年人记忆衰退的关联性研究：一项为期10年的基于人群的前瞻性队列研究（Association between healthy lifestyle and memory decline in older adults: 10 year, population based, prospective cohort study）	The BMJ	2023	57.6	38	0	37	29	66
中国60岁及以上成人中痴呆和轻度认知障碍的患病率、风险因素及管理：一项横断面研究（Prevalence, risk factors, and management of dementia and mild cognitive impairment in adults aged 60 years or older in China: a cross-sectional study）	Lancet Public Health	2020	46.5	554	66	25	23	48
全球50岁及以上社区居民轻度认知障碍的患病率：一项流行病学研究的荟萃分析和系统性综述（Worldwide prevalence of mild cognitive impairment among community dwellers aged 50 years and older: a meta-analysis and systematic review of epidemiology studies）	Age Ageing	2022	187.5	2867	9	29	5	34
单个受试者脑部疾病的神经影像学预测：机遇与挑战（Single subject prediction of brain disorders in neuroimaging: Promises and pitfalls）	Neuroimage	2017	23.5	579	420	8	23	31
中国城市和农村地区痴呆的患病率（The prevalence of dementia in urban and rural areas of China）	Alzheimer's and Dementia	2014	8.4	319	74	17	8	25

Lecanemab in early Alzheimer's disease[①]（2023）（仑卡奈单抗在早期阿尔茨海默病中的应用）

据世界卫生组织发布的《公共卫生领域应对痴呆症全球状况报告》（2021）数据显示，2019年全球预计有5500万人患有痴呆，预估这一数字到2030年将上升至7800万人，而2050年将达到1.39亿人。各国政府和医药企业在阿尔茨海默病药物的研发方面投入了大量的科学研究和临床试验经费，而在过去近20年中，阿尔茨海默病药物研发面临巨大挑战，失败率高达99%。既

① van Dyck C H, Swanson C J, Aisen P, et al. Lecanemab in Early Alzheimer's Disease. N Engl J Med, 2023, 388(1):9-21. doi:10.1056/NEJMoa2212948.

往也有数种药物获批上市，其中多奈哌齐、卡巴拉汀、加兰他敏、美金刚等均为症状缓解药物，但无法改善阿尔茨海默病病理过程，阿尔茨海默病药物研发重点逐渐转向疾病修饰治疗药物。目前主流的疗法旨在通过促进脑内病理性β淀粉样蛋白（Aβ）或tau蛋白的清除，延缓疾病进程。本文是发表于《新英格兰医学杂志》上的关于仑卡奈单抗（Lecanemab）治疗早期阿尔茨海默病的研究，仑卡奈单抗是一种针对可溶性β淀粉样蛋白原纤维的高亲和力人源化IgG1单克隆抗体。该项多中心、双盲、Ⅲ期临床试验（Clarity AD）招募了1795例50～90岁早期阿尔茨海默病患者，参与者被随机分配到接受每2周1次的静脉注射仑卡奈单抗（10 mg/kg）组和安慰剂组，结果显示，仑卡奈单抗达到了主要终点（CDR-SB）和所有关键次要终点。该研究证实，接受18个月仑卡奈单抗治疗的早期阿尔茨海默病受试者大脑中淀粉样蛋白水平累积减少，认知功能下降速度减缓。尽管仑卡奈单抗在早期阿尔茨海默病中展现出显著疗效，但其效果是否能够在数年内持续存在仍有待观察。此外，仑卡奈单抗常见的副作用包括脑水肿和脑出血，对于存在脑血管畸形、正在服用抗凝药物等情况的患者，可能会导致严重后果。因此在使用仑卡奈单抗时，需要对患者进行充分的知情告知和有效的安全管理。

仑卡奈单抗的问世无疑是阿尔茨海默病疾病修饰治疗探索中的关键节点，尽管它不能完全治愈这种疾病，但它的出现让我们看到了曙光。相信随着科学技术的不断进步和研究的持续深入，将有更多创新的治疗方法被逐步发掘和验证。

三、帕金森病

（一）代表性文章科研指标表现

帕金森病是一种以震颤、肌强直、动作迟缓、姿势平衡障碍等运动症状和嗅觉减退、便秘、睡眠行为异常和抑郁等非运动症状为显著特征的神经系统退行性疾病。在帕金森病领域，本小节共遴选出2013—2023年的92篇代表性文章，其中全部为国外或我国港澳台地区机构参与的文章为62篇，有中国大陆的机构参与的为30篇。如图1.3.1所示，这些代表性文章分布在46个国家或地区，从学术产出的规模来看，美国的代表性发文最多，共有47篇，其次为中国大陆，共有30篇。在拥有较多代表性文章（＞1篇）的国家或地区中，日本参与的3篇代表性文章的平均FWCI最高，达到31.9。这其中，日本的京都大学（Kyoto University）参与的文章《1990—2016年全球、区域及国家层面帕金森病的负担：全球疾病负担研究数据库2016的系统分析》（*Global, regional, and national burden of Parkinson's disease, 1990—2016: a systematic analysis for the Global Burden of Disease Study 2016*）在其三篇代表性文章中FWCI最高，这篇全球疾病负担的研究也是本领域所有代表性文章中FWCI排第三的文章，达到56.4。

图1.3.2中展示了拥有代表性文章数量前十的机构，其中来自美国的哈佛大学（Harvard University）和宾夕法尼亚大学（University of Pennsylvania）参与了最多的代表性文章，均达到9篇。而宾夕法尼亚大学参与的9篇文章平均FWCI最高，达到34.9。该机构参与的文章《通过α-突触核蛋白种子扩增法评估帕金森病进展标志物队列患者异质性：一项横断面研究》

帕金森病领域国内外代表性文章国家或地区分布

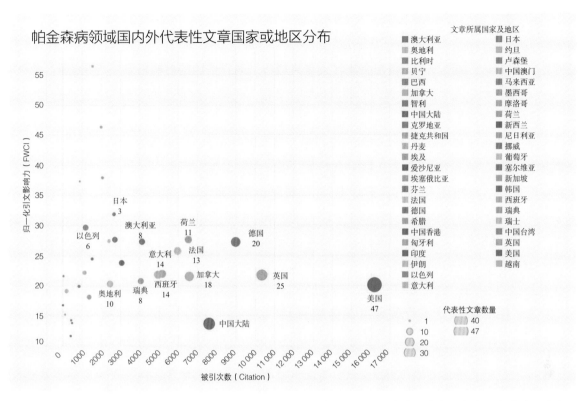

图1.3.1　2013—2023年帕金森病领域92篇代表性文章的所属国家或地区分布及各个国家或地区该病种的代表性文章数量、归一化引文影响力和被引次数（由于有多个国家或地区合作参与相同的文章，因此存在代表国家或地区的圆点覆盖情况）

帕金森病领域国内外代表性文章的所属数量前十机构

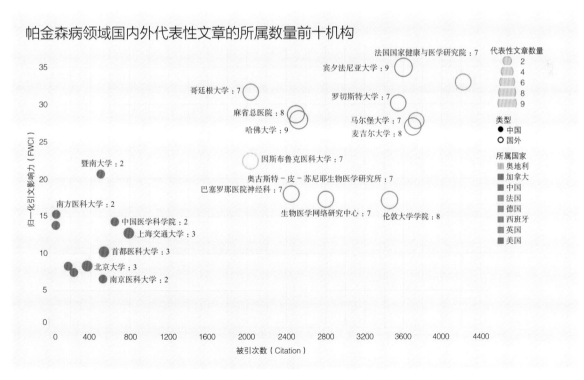

图1.3.2　2013—2023年帕金森病领域国内外92篇代表性文章的所属数量前十机构分布及各个机构该病种的代表性文章数量、归一化引文影响力和被引次数

（ *Assessment of heterogeneity among participants in the Parkinson's Progression Markers Initiative cohort using α-synuclein seed amplification: a cross-sectional study* ）是所有代表性文章中FWCI最高的，达到74.5。国外或我国港澳台地区前十机构中，来自美国的机构最多，达到5所。此外，还有来自西班牙的三所机构、德国的两所机构及法国、英国、加拿大和奥地利各一所机构（存在文章数量相同的并列机构）。

在拥有代表性文章数量前十的国内机构中，首都医科大学、北京大学、上海交通大学参与的代表性文章最多，均为3篇。在影响力方面，暨南大学参与的2篇文章的平均FWCI在国内前十机构中最高，达到20.6。其2篇文章中FWCI最高的文章为《脂多糖诱导的神经炎症导致小鼠认知功能障碍》（ *Neuroinflammation induced by lipopolysaccharide causes cognitive impairment in mice* ），FWCI达到24.7。该文章的作者全部来自暨南大学，它也是国内全部代表性文章中FWCI排第二的文章。

（二）帕金森病领域代表性文章专家评价

表1.3.1展示了由专家委员会对帕金森病领域内国内外代表性文章进行医学重要性和学术创新性评分之后总分前五的代表性文章。专家从这些影响力较高的代表性文章中又选取了4篇，对其具体的医学重要性和学术创新性进行了点评。

表1.3.1　帕金森病领域国内外医学影响力与学术创新性总分前五文章概览（橙色高亮的文章为来自国外或我国港澳台地区机构发表的代表性文章，灰色高亮的文章为来自中国大陆机构发表的代表性文章）

文章标题	来源期刊	年份	客观			主观		
			FWCI	被引次数	浏览次数	医学重要性	学术创新性	总分
帕金森病早期运动并发症的神经刺激（ *Neurostimulation for Parkinson's disease with early motor complications* ）	*New England Journal of Medicine*	2013	70.5	1020	179	28	17	45
通过α-突触核蛋白种子扩增法评估帕金森病进展标志物队列患者异质性：一项横断面研究（ *Assessment of heterogeneity among participants in the Parkinson's Progression Markers Initiative cohort using α-synuclein seed amplification: a cross-sectional study* ）	*The Lancet Neurology*	2023	74.5	71	0	19	13	32
利用RT-QuIC检测孤立快速眼动睡眠行为障碍患者脑脊液中的α-突触核蛋白：一项纵向观察性研究（ *Detection of α-synuclein in CSF by RT-QuIC in patients with isolated rapid-eye-movement sleep behaviour disorder: a longitudinal observational study* ）	*The Lancet Neurology*	2021	20.0	149	28	13	17	30
普拉西泽单抗治疗早期帕金森病的试验（ *Trial of prasinezumab in early-stage Parkinson's disease* ）	*New England Journal of Medicine*	2022	38.4	106	12	7	17	24

续　表

文章标题	来源期刊	年份	客观			主观		总分
			FWCI	被引次数	浏览次数	医学重要性	学术创新性	
肠道微生物与帕金森病及其临床表型有关（Gut microbiota are related to Parkinson's disease and clinical phenotype）	Movement Disorders	2015	30.5	1265	280	5	17	22
皮肤α-突触核蛋白聚集种子活性作为帕金森病的新型生物标志物（Skin α-synuclein aggregation seeding activity as a novel biomarker for Parkinson disease）	JAMA Neurology	2021	16.0	119	42	11	11	22
小鼠皮质-基底节-丘脑网络（The mouse cortico-basal ganglia-thalamic network）	Nature	2021	9.8	87	29	6	8	14
结合淋巴细胞活化基因3启动病理性α-突触核蛋白传递（Pathological α-synuclein transmission initiated by binding lymphocyte-activation gene 3）	Science	2016	13.8	461	151	0	12	12
星形胶质细胞多巴胺D2受体通过αb晶体蛋白抑制神经炎症（Suppression of neuroinflammation by astrocytic dopamine D2 receptors via αb-crystallin）	Nature	2013	5.4	328	101	0	10	10
阻断脑膜淋巴引流会加重过表达突变α-突触核蛋白的小鼠帕金森病样病理（Blocking meningeal lymphatic drainage aggravates Parkinson's disease-like pathology in mice overexpressing mutated α-synuclein）	Translational Neurodegeneration	2019	7.7	165	31	4	6	10

1. *Gut microbiota are related to Parkinson's disease and clinical phenotype*[①]（2015）（肠道微生物与帕金森病及其临床表型有关）

帕金森病患者在运动症状出现前10年即可出现便秘症状，提示帕金森病早期存在外周肠道受累。便秘症状是帕金森病前驱期诊断标准体系纳入因素之一，且在帕金森病患者中出现频率高、症状重，甚至可严重影响患者的生活质量。本研究探讨了帕金森病患者的肠道微生物组与疾病表型的关联，首次发现帕金森病患者存在肠道菌群失调，表现为特殊菌群的异常减少或增多，为帕金森病新治疗手段如肠道益生菌或肠道益生元的补充提供了依据。该研究纳入了72例帕金森病患者和72名健康对照，通过焦磷酸测序技术对粪便样本中的细菌16S rRNA基因的V1 ～ V3区域进行测序分析。结果发现，帕金森病患者粪便中普雷沃氏菌属的丰度显著降低，而肠杆菌科的丰度与姿势不稳和步态困难的严重程度呈正相关。研究表明帕金森病存在肠道微生物组变化并与运动表型相关联，提示肠道微生物可能在发病机制中发挥了重要作用。

本研究首次应用16S rRNA技术，探索了帕金森病患者与正常老年人间的粪便肠道菌群组

① Scheperjans F, Aho V, Pereira P A, et al. Gut microbiota are related to Parkinson's disease and clinical phenotype. Mov Disord, 2015, 30(3):350-358. doi:10.1002/mds.26069

成差异。支持了帕金森病患者Braak分期的0期外周受累阶段，与其肠道突触核蛋白聚集证据互为印证，为后续帕金森病的肠道起源学说提供了证据。以此为契机，研究者陆续发现阿尔茨海默病、抑郁症、肌萎缩侧索硬化等疾病患者均存在肠道菌群受累，为神经退行的外周假说、中枢-外周的交互调节假说提供了理论基础。未来的研究将进一步验证肠道微生物标志物：基于该研究后续开展大规模、多中心的纵向研究，提示产生短链脂肪酸（SCFAs）的细菌组减少（具有抗炎作用），产生脂多糖（LPS）的细菌组增加（具有促炎特性）。其次，开发新的治疗策略，评估益生菌、益生元和其他微生态调节剂在帕金森病预防和治疗中的应用潜力，并设计和实施相应的临床试验。此外，结合肠道微生物组数据与其他生物标志物，开发个体化帕金森病诊断和治疗方案，以提高治疗的效果和精确性。应综合运用先进的基因组学、代谢组学和系统生物学技术，深入探讨肠道微生物与帕金森病之间的复杂关系，推动神经科学、微生物学和临床医学等多学科的合作研究。

2. *Neurostimulation for Parkinson's disease with early motor complications*[①]（2013）（帕金森病早期运动并发症的神经刺激）

以复方左旋多巴为首的抗帕金森药物能在疾病早期良好地控制帕金森病患者的运动症状，但随着疾病的进展，患者经常出现药效减弱、运动症状波动、异动症等运动并发症，严重影响其生活质量。脑深部电刺激术的临床应用明显改善了这一情况，但既往认为脑深部电刺激适应证是药物难以控制的运动并发症，即在多次调整口服药物效果欠佳后再选择脑深部电刺激，为药物治疗的补充手段，对应的治疗对象为中晚期帕金森病患者。本文阐述了一项在早中期帕金森病患者（病程4年以上、疾病严重度3级以下）中开展的RCT研究，对251例合并运动并发症的早中期帕金森病患者进行了随机双盲干预试验，探讨神经刺激联合药物治疗与单纯药物治疗对患者运动症状疗效、生活质量改善的差异。结果表明，接受神经刺激的患者在生活质量、运动功能、日常生活活动及无障碍活动时间方面均显著优于仅接受药物治疗的患者。但是，神经刺激组的不良事件发生率更高，尤其是轻度不良事件。本研究证据为帕金森病患者的临床治疗提供了新的可能，因该研究为首的证据存在，近年来帕金森病相关指南已建议在诊断3年后，经过详细评估的帕金森病患者可以在早期接受脑深部电刺激治疗。

未来的研究应进一步探索神经刺激的长期效果及其对不同帕金森病亚型乃至其他运动障碍病患者的适用性。由于研究显示神经刺激组的不良事件较多，尤其是轻度不良事件，需要优化神经刺激的技术和参数，减少不良事件的发生。此外，可以探讨神经刺激与其他治疗方法的联合应用，以实现更好的综合治疗效果。最终通过大规模、多中心随机对照试验，进一步验证早期神经刺激在帕金森病治疗中的位置和作用，推动该治疗方法的临床应用。在实际临床实践中，早期出现药物疗效减退的患者需高度怀疑非原发性帕金森病，因此适应证的扩大对帕金森病患者的精准诊断治疗带来了更高的要求。

① Schuepbach W M, Rau J, Knudsen K, et al. Neurostimulation for Parkinson's disease with early motor complications. N Engl J Med, 2013, 368(7):610-622. doi:10.1056/NEJMoa1205158.

（二）癫痫领域代表性文章专家评价

表1.4.1展示了由专家委员会对癫痫领域内的国内外代表性文章进行医学重要性和学术创新性评分之后总分前五的代表性文章。专家从这些影响力较高的代表性文章中又选取了3篇，对其具体的医学重要性和学术创新性进行了点评。

表1.4.1　癫痫领域国内外医学影响力与学术创新性总分前五文章概览（橙色高亮的文章为来自国外或我国港澳台地区机构发表的代表性文章，灰色高亮的文章为来自国内机构发表的代表性文章）

文章标题	来源期刊	年份	客观			主观		
			FWCI	被引次数	浏览次数	医学重要性	学术创新性	总分
国际抗癫痫联盟官方报告：癫痫的实用临床定义（*ILAE Official Report: A practical clinical definition of epilepsy*）	*Epilepsia*	2014	59.1	3361	312	48	11	59
国际抗癫痫联盟对癫痫的分类：国际抗癫痫联盟分类和术语委员会的立场文件（*ILAE classification of the epilepsies: Position paper of the ILAE Commission for Classification and Terminology*）	*Epilepsia*	2017	105.1	3062	324	48	10	58
国际抗癫痫联盟对癫痫发作类型的操作分类：国际抗癫痫联盟分类和术语委员会的立场文件（*Operational classification of seizure types by the International League Against Epilepsy: Position Paper of the ILAE Commission for Classification and Terminology*）	*Epilepsia*	2017	72.7	1975	139	42	11	53
用于脑电信号自动检测和诊断癫痫发作的深度卷积神经网络（*Deep convolutional neural network for the automated detection and diagnosis of seizure using EEG signals*）	*Computers in Biology and Medicine*	2018	50.3	1085	392	6	42	48
使用长期植入的癫痫咨询系统预测耐药性癫痫患者的癫痫发作可能性：一项首次人体研究（*Prediction of seizure likelihood with a long-term, implanted seizure advisory system in patients with drug-resistant epilepsy: A first-in-man study*）	*The Lancet Neurology*	2013	12.3	594	155	12	34	46
基于颅内和头皮脑电图的卷积神经网络用于癫痫发作预测（*Convolutional neural networks for seizure prediction using intracranial and scalp electroencephalogram*）	*Neural Networks*	2018	11.1	344	101	5	15	20
基于EEG的癫痫发作检测的交互式局部和全局特征耦合（*Interactive local and global feature coupling for EEG-based epileptic seizure detection*）	*Biomedical Signal Processing and Control*	2023	8.4	11	0	8	10	18

续　表

文章标题	来源期刊	年份	客观			主观		
			FWCI	被引次数	浏览次数	医学重要性	学术创新性	总分
鼻内MSC衍生的A1外泌体缓解炎症预防癫痫持续状态后的异常神经发生和记忆功能障碍（Intranasal MSC-derived A1-exosomes ease inflammation, and prevent abnormal neurogenesis and memory dysfunction after status epilepticus）	Proceedings of the National Academy of Sciences of the United States of America	2017	9.2	264	38	0	12	12
成年癫痫患者新冠肺炎疫苗接种率和安全性：来自中国的一项多中心研究数据（COVID-19 vaccine take-up rate and safety in adults with epilepsy: Data from a multicenter study in China）	Epilepsia	2022	9.2	35	12	2	9	11
全球ENIGMA研究评估的常见癫痫患者的结构性脑异常（Structural brain abnormalities in the common epilepsies assessed in a worldwide ENIGMA study）	Brain	2018	12.7	271	194	0	8	8

1. *Deep convolutional neural network for the automated detection and diagnosis of seizure using EEG signals*[①]（2018）（用于脑电信号自动检测和诊断癫痫发作的深度卷积神经网络）

脑电图（EEG）是辅助诊断癫痫的常用检查。通常是通过神经科医师肉眼识别癫痫样放电，不但耗时多，且受到技术伪差、人员水平等限制，可能带来不同的判读结果。本研究探讨了计算机辅助诊断自动识别脑电信号的可能性，利用深度卷积神经网络自动检测并诊断癫痫发作；通过对EEG信号进行分析，开发了一个13层深度卷积神经网络模型，用于分类正常状态、发作前期和癫痫发作期信号。该技术准确度、特异度和敏感度分别为88.67%、90.00%、95.00%。该研究首次将深度卷积神经网络应用于EEG信号的分析和癫痫的自动分类。相比传统的机器学习方法，深度学习能够自动提取特征，避免了复杂的预处理和特征选择过程，简化了数据处理流程。研究设计并实现了一个13层的深度卷积神经网络，充分利用多层次特征提取的优势，提高了分类的准确性和稳定性。网络结构经过精心调优，以实现最佳的收敛速度和分类性能。研究采用十折交叉验证策略，确保了模型评估结果的可靠性和泛化能力。通过多次重复实验和数据划分，研究结果更加稳健，避免了单一实验结果的偶然性。

本研究为未来机器学习在脑电图信号识别和癫痫诊疗中的应用提供了新的证据，有着广阔的应用前景。模型仍需要更多的验证和测试，以确保其在不同患者群体中的适用性和有效性。未来研究可以探索个性化的癫痫检测和诊断方案，进一步提高诊疗的精准度和效果。深度学习

① Acharya UR, Oh SL, Hagiwara Y, et al. Deep convolutional neural network for the automated detection and diagnosis of seizure using EEG signals. Comput Biol Med, 2018, 100:270-278. doi:10.1016/j.compbiomed.2017.09.017.

技术发展迅速，未来可以探索更为先进的神经网络结构和训练算法，如混合模型、多任务学习等，以进一步提升机器学习的性能。

2. *ILAE classification of the epilepsies: Position paper of the ILAE Commission for Classification and Terminology*[①]（2017）（国际抗癫痫联盟对癫痫的分类：国际抗癫痫联盟分类和术语委员会的立场文件）

国际抗癫痫联盟（ILAE）自1909年成立以来，一直致力于完善癫痫的分类。1985年ILAE提出了具有里程碑意义的"癫痫分类和癫痫综合征"，并在1989年进行了修订，其制定的分类对癫痫的诊疗和研究具有重要意义。但在过去的几十年中，新的诊疗方法不断出现，人们对癫痫患者的个体化诊疗也在不断改变，因此许多癫痫分类的概念也需要修订。本文通过科学严谨的方法和详细的数据分析，更新并优化了癫痫的分类体系。这一框架旨在改进癫痫的诊断、研究和治疗，具有里程碑式意义。本文所阐述的多层次分类体系，有助于打破传统单一维度分类的局限，提供了一个更为动态和灵活的诊断框架；使得临床医师能够更全面、系统地评估患者的病情，制订更为个性化的治疗方案。新分类系统特别强调病因学的综合考虑，使得临床医师在诊疗过程中能够更好地识别和区分不同类型的癫痫，提高了诊断的准确性和治疗的针对性。同时通过引入新的术语，更加贴切地反映了疾病的特征和患者的真实情况。

新分类体系不仅适用于全球不同资源水平的医疗环境，还具备动态更新的机制，确保能够及时反映最新的科学研究成果和临床实践经验，保持其科学性和实用性。未来的研究应进一步验证新分类体系在不同临床环境中的应用效果和实际操作性。此外，还应探索新的生物标志物和影像学技术在癫痫诊断中的应用，进一步提高分类的精准度和效率；应加强对遗传性癫痫病理机制的研究，推动个性化治疗的发展。未来的分类体系还应考虑将更多的临床和研究数据纳入其中，形成一个全球共享的癫痫数据库，促进跨学科、跨国界的合作研究。这不仅有助于更全面地理解癫痫的病因和机制，也为开发新的治疗方法提供了重要的数据支持。

3. *ILAE official report: a practical clinical definition of epilepsy*[②]（2014）（国际抗癫痫联盟官方报告：癫痫的实用临床定义）

2005年国际抗癫痫联盟（ILAE）工作组制定了"癫痫发作"和"癫痫"的概念定义。概念定义可在特定情况下转化为操作（实践）定义。本文详细阐述了工作组对于癫痫的新定义，并强调了概念性和操作性定义的结合，主要内容包括：癫痫为大脑的一种疾病，至少发生两次非诱发的（或反射性）癫痫发作，或一次非诱发的（或反射性）癫痫发作并且未来癫痫发作的风险在60%以上，以及癫痫综合征的诊断。癫痫在某些情况下被认为是"已解除的"，例如年龄相关的癫痫综合征超过了相关年龄段，或10年内无发作并且至少5年未服用抗癫痫发作药物。

① Scheffer IE, Berkovic S, Capovilla G, et al. ILAE classification of the epilepsies: Position paper of the ILAE Commission for Classification and Terminology. Epilepsia, 2017, 58(4):512-521. doi:10.1111/epi.13709.

② Fisher RS, Acevedo C, Arzimanoglou A, et al. ILAE official report: a practical clinical definition of epilepsy. Epilepsia, 2014, 55(4):475-482. doi:10.1111/epi.12550.

ILAE的新分类系统通过引入更详细的分类标准和病因学考虑，并将其分为结构性、遗传性、感染性、代谢性、免疫性和未知病因六大类，提高了诊断的准确性和全面性，有助于临床医师更全面、系统地评估患者的病情，特别是在个性化医疗和精准医学背景下。新分类系统为全球癫痫研究提供了一个标准化框架，促进了跨国界、跨学科的研究合作与数据共享。这将有助于收集和分析更大规模的临床数据，推动癫痫研究的进展，并最终改善患者的治疗效果。

五、肌萎缩侧索硬化

（一）代表性文章科研指标表现

肌萎缩侧索硬化又称"渐冻症"，是一种严重进行性致死性神经退行性疾病，主要影响大脑、脑干和脊髓运动神经元。临床上主要表现为隐匿起病，上、下运动神经元损害的症状和体征，逐渐出现肢体肌肉萎缩、无力及吞咽、言语障碍、呼吸衰竭。在肌萎缩侧索硬化病种领域内，本小节共遴选出2013—2023年的78篇代表性文章，其中全部为国外或我国港澳台地区机构参与的文章为71篇，有中国大陆的机构参与的为7篇。

如图1.5.1所示，这些代表性文章分布在25个国家或地区。从学术产出的规模来看，美国的代表性发文最多，共有55篇。其次为德国，共有19篇。在拥有较多代表性文章（至少＞1篇）的国家或地区中，日本参与的6篇代表性文章的平均FWCI最高，达到24.2。其中，日本的爱知医科大学（Aichi Medical University）参与的《反义寡核苷酸tofersen治疗SOD1相关肌萎缩侧索硬化的试验》（*Trial of antisense oligonucleotide tofersen for SOD1 ALS*）是所有代表性文章中FWCI最高的文章，达到56.2。

图1.5.2中展示了拥有代表性文章数量前十的机构，其中来自美国哈佛大学（Harvard University）和梅奥诊所[①]（Mayo Clinic）的学者参与了最多，均达到18篇。来自美国华盛顿大学－圣路易斯（Washington University St. Louis）的学者参与的12篇文章平均FWCI最高，达到了23.5。该机构也参与了文章《反义寡核苷酸tofersen治疗SOD1相关肌萎缩侧索硬化的试验》（*Trial of antisense oligonucleotide tofersen for SOD1 ALS*）的合作。国外或我国港澳台地区前十机构中，来自美国的机构最多，达到8所。此外，还有来自德国的3所机构和比利时的1所机构（因为有发文量排名并列的情况，所列机构超过10所）。

在拥有代表性文章数量前十的国内机构中，北京大学、中国科学院和中国科学院大学参与的代表性文章最多，均为2篇。在影响力方面，中南大学和吉林大学均参与的代表性文章《肌萎缩侧索硬化/额颞叶痴呆中的TDP-43病理机制扰乱核孔复合物和核质转运》（*TDP-43*

---

① 梅奥诊所是一家非营利性美国学术医疗中心，专注于综合医疗保健、教育和研究。截至2023年，它拥有7300多名医生和科学家，以及66 000多名行政和专职医疗人员，分布在3个主要校区：明尼苏达州的罗切斯特、佛罗里达州的杰克逊维尔和亚利桑那州的菲尼克斯。该医院通过三级护理和目的地医疗，专门治疗疑难病例。梅奥诊所有著名的梅奥诊所艾利克斯医学院，还有许多美国最受瞩目的住院医师培训项目，且该诊所每年的研究经费超过6.6亿美元。

肌萎缩侧索硬化病种领域国内外代表性文章国家或地区分布

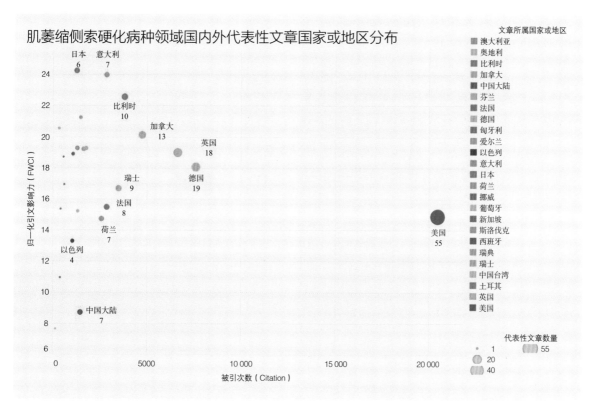

图1.5.1 2013—2023年肌萎缩侧索硬化领域78篇代表性文章的所属国家或地区分布及各个国家或地区该病种的代表性文章数量、归一化引文影响力和被引次数（由于有多个国家或地区合作参与相同的文章，因此存在代表国家或地区的圆点覆盖情况）

肌萎缩侧索硬化病种领域国内外代表性文章的所属数量前十机构

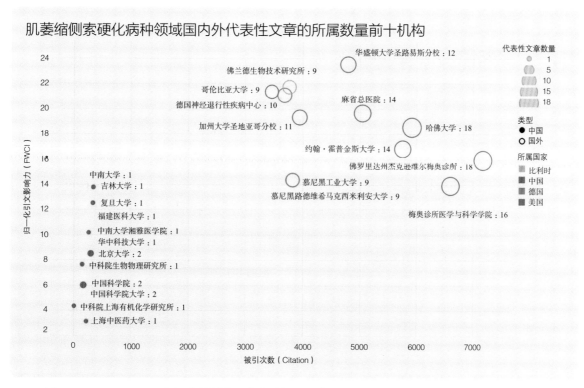

图1.5.2 2013—2023年肌萎缩侧索硬化病种领域国内外78篇代表性文章的所属数量前十机构分布及各个机构该病种的代表性文章数量、归一化引文影响力和被引次数

pathology disrupts nuclear pore complexes and nucleocytoplasmic transport in ALS/FTD）在国内机构中 FWCI 最高，达到 13.8。

（二）肌萎缩侧索硬化领域代表性文章专家评价

表 1.5.1 展示了由专家委员会对肌萎缩侧索硬化领域内的国内外代表性文章进行医学重要性和学术创新性评分之后总分前五的代表性文章。专家从这些影响力较高的代表性文章中选取了两篇，对其具体的医学重要性和学术创新性进行了点评。

表 1.5.1　肌萎缩侧索硬化领域国内外医学影响力与学术创新性总分前五文章概览（橙色高亮的文章为来自国外或我国港澳台地区机构发表的代表性文章，灰色高亮的文章为来自国内机构发表的代表性文章）

文章标题	来源期刊	年份	客观			主观		
			FWCI	被引次数	浏览次数	医学重要性	学术创新性	总分
反义寡核苷酸 Tofersen 治疗 SOD1 相关肌萎缩侧索硬化的试验（*Trial of Antisense Oligonucleotide Tofersen for SOD1 ALS*）	*New England Journal of Medicine*	2022	56.2	155	6	30	10	40
额颞叶变性/肌萎缩侧索硬化中 C9orf72 基因中的 GGGGCC 重复序列被翻译成聚集性二肽重复蛋白（*The C9orf72 GGGGCC repeat is translated into aggregating dipeptide-repeat proteins in FTLD/ALS*）	*Science*	2013	32.6	941	165	14	25	39
C9orf72 中的 GGGGCC 重复扩增干扰核质转运（*GGGGCC repeat expansion in C9orf72 compromises nucleocytoplasmic transport*）	*Nature*	2015	16.9	584	126	7	17	24
肌萎缩侧索硬化分子病理学的时空动态（*Spatiotemporal dynamics of molecular pathology in amyotrophic lateral sclerosis*）	*Science*	2019	10.6	222	45	6	17	23
依达拉奉治疗明确界定的肌萎缩侧索硬化患者的安全性和有效性：一项随机、双盲、安慰剂对照试验（*Safety and efficacy of edaravone in well defined patients with amyotrophic lateral sclerosis: a randomised, double-blind, placebo-controlled trial*）	*The Lancet Neurology*	2017	27.6	621	262	14	9	23
肌萎缩侧索硬化/额颞叶痴呆中的 TDP-43 病理机制扰乱核孔复合物和核质转运（*TDP-43 pathology disrupts nuclear pore complexes and nucleocytoplasmic transport in ALS/FTD*）	*Nature Neuroscience*	2018	13.8	326	139	10	19	29

续　表

文章标题	来源期刊	年份	客观			主观		
			FWCI	被引次数	浏览次数	医学重要性	学术创新性	总分
与肌萎缩侧索硬化和额颞叶痴呆相关的GGGGCC重复RNA扩增导致神经退行性病变（*Expanded GGGGCC repeat RNA associated with amyotrophic lateral sclerosis and frontotemporal dementia causes neurodegeneration*）	*Proceedings of the National Academy of Sciences of the United States of America*	2013	10.2	265	79	9	9	18
肌萎缩侧索硬化的遗传流行病学：一项系统性综述和荟萃分析（*Genetic epidemiology of amyotrophic lateral sclerosis: A systematic review and meta-analysis*）	*Journal of Neurology, Neurosurgery and Psychiatry*	2017	12.6	314	47	8	8	16
肌萎缩侧索硬化相关的突变体TDP-43损伤运动神经元中线粒体动力学和功能（*The ALS disease-associated mutant TDP-43 impairs mitochondrial dynamics and function in motor neurons*）	*Human Molecular Genetics*	2013	3.1	214	45	4	1	5
肌萎缩侧索硬化患病率和发病率的全球差异：一项系统性综述和荟萃分析（*Global variation in prevalence and incidence of amyotrophic lateral sclerosis: a systematic review and meta-analysis*）	*Journal of Neurology*	2020	9.4	122	36	0	0	0

1. *The C9orf72 GGGGCC repeat is translated into aggregating dipeptide-repeat proteins in FTD_ALS*[①]（2013）（额颞叶变性/肌萎缩侧索硬化中*C9orf72*基因中的GGGGCC重复序列被翻译成聚集性二肽重复蛋白）

额颞叶变性（FTD）和肌萎缩侧索硬化是具有代表性可交叉重叠的神经退行性疾病，这两种疾病的患者均可出现不同程度痴呆、性格改变、语言异常和渐进性肌无力。多数病理表现为特征性的磷酸化TDP-43强阳性细胞内包涵体。近年来，在常染色体显性额颞叶变性/肌萎缩侧索硬化和肌萎缩侧索硬化家族中，*C9orf72*基因中GGGGCC六核苷酸重复序列的异常扩增被认为是最常见的致病突变。该扩增位于*C9orf72*编码区上游第一个内含子或启动子区域，而对于该突变致病的具体分子机制尚不明确。本研究发现，该重复序列可通过非ATG启动的翻译机制，生成聚甘氨酸-丙氨酸（poly-GA）、聚甘氨酸-脯氨酸（poly-GP）和聚甘氨酸-精氨酸（poly-GR）等二肽重复蛋白（DPRs），这些蛋白在患者的神经元中形成聚集物。

该研究不仅拓展了我们对基因表达调控的理解，还揭示一种全新的蛋白质生成途径，为其他类似的基因突变研究提供了新思路。同时，该研究通过开发特异性抗体，成功鉴定并验证了3

---

① Mori K, Weng SM, Arzberger T, et al. The C9orf72 GGGGCC repeat is translated into aggregating dipeptide-repeat proteins in FTLD/ALS. Science, 2013, 339(6125):1335-1338. doi:10.1126/science.1232927.

种DPRs蛋白（poly-GA、poly-GP和poly-GR）的存在及其聚集行为，特别是poly-GA蛋白在额颞叶变性/肌萎缩侧索硬化患者中的显著聚集，突显了其在疾病发生中的重要性。这种多维度的蛋白质研究方法，为深入理解不同蛋白在疾病中的作用提供了可靠手段。此外，DPRs蛋白的聚集与病理特征的直接关联，为临床诊断和靶向治疗提供了新的方向和标志物，有望用于早期疾病检测和进展监测，从而改善患者的预后。该发现填补了额颞叶变性/肌萎缩侧索硬化病理研究中的重要空白，有助于更全面地理解这类疾病的发病机制，从而推动针对该机制的治疗手段的开发。未来应进一步探讨DPRs蛋白在额颞叶变性/肌萎缩侧索硬化发病机制中的具体作用：例如，可以研究这些蛋白的聚集如何影响神经元功能，是否通过特定的信号通路或分子交互造成神经损伤。开发针对DPRs聚集的特异性抑制剂或解聚剂，将成为治疗额颞叶变性/肌萎缩侧索硬化的重要方向，有望成为额颞叶变性/肌萎缩侧索硬化治疗的新突破。

2. Trial of antisense oligonucleotide tofersen for SOD1 ALS[①]（2022）（反义寡核苷酸Toferse治疗SOD1相关肌萎缩侧索硬化的试验）

*SOD1*基因致病变异是导致肌萎缩侧索硬化的已知原因之一。本研究详细阐述了反义寡核苷酸Tofersen在治疗SOD1突变相关肌萎缩侧索硬化（SOD1-ALS）患者中的应用及其潜在效果。该研究为Ⅲ期临床试验，采用随机、双盲、安慰剂对照设计，试验对象为接受Tofersen或安慰剂治疗的SOD1-ALS患者。该临床试验的主要终点是第28周的ALS功能评级量表-修订版（ALSFRS-R）总分变化，次要终点包括脑脊液中SOD1蛋白总浓度、血浆中神经丝轻链浓度、缓慢肺活量及16块肌肉的手持测力计测量值变化。尽管结果显示其在临床功能改善方面未能取得显著成功，但其在生物标志物上的积极结果为未来肌萎缩侧索硬化治疗带来了新的希望。

本研究探索了一种针对肌萎缩侧索硬化病因的创新性治疗方法。反义寡核苷酸Tofersen靶向RNA以减少SOD1蛋白的合成。这种基于反义寡核苷酸的治疗方法在神经退行性疾病领域尚属首次应用，代表了一种有潜力改变肌萎缩侧索硬化疾病进程的治疗策略，不仅有助于理解肌萎缩侧索硬化的病理机制，还可能为开发其他神经退行性疾病的治疗方式提供借鉴。随着研究的深入，Tofersen有望在延缓肌萎缩侧索硬化进展、改善患者生活质量方面发挥重要作用。未来研究可进一步评估Tofersen对肌萎缩侧索硬化患者功能状态的长期影响。此外，早期干预的潜在益处也值得进一步探讨，尤其是在症状出现之前或疾病早期阶段的应用。结合其他治疗手段（如基因治疗、细胞治疗），可能进一步增强Tofersen的疗效。最后，通过进一步优化剂量和给药方案，可积极探索Tofersen在其他神经退行性疾病治疗中的应用，其他类似药物也有望成为未来神经科临床诊疗的重要组成部分。

---

① Miller TM, Cudkowicz ME, Genge A, et al. Trial of antisense oligonucleotide Tofersen for SOD1 ALS. N Engl J Med, 2022, 387(12):1099-1110. doi:10.1056/NEJMoa2204705.

六、重症肌无力

（一）代表性文章科研指标表现

重症肌无力是由抗体介导的获得性神经-肌肉接头传递障碍的自身免疫病。全身骨骼肌均可受累、表现为波动性肌无力和易疲劳性，症状呈"晨轻暮重"，活动后疲劳加重，休息后可减轻。重症肌无力病种领域内，本小节共遴选出2013—2023年的16篇代表性文章，这些文章全部由来自国外或我国港澳台地区的机构所发表。如图1.6.1所示，这些代表性文章分布在27个国家或地区，从学术产出的规模来看，美国的代表性发文最多，共12篇。其次为意大利，共有10篇。在拥有较多代表性文章（至少＞1篇）的国家中，日本参与的代表性文章平均FWCI最高，达到18.8。日本参与的代表性文章中FWCI最高的是《泽勒普肽治疗全身型重症肌无力患者的安全性和有效性（RAISE）：一项随机、双盲、安慰剂对照的3期试验》[*Safety and efficacy of zilucoplan in patients with generalised myasthenia gravis (RAISE): a randomised, double-blind, placebo-controlled, phase 3 study*)]，由东京医科大学（Tokyo Medical University）参与合作。

图1.6.2中展示了拥有代表性文章数量前十的国外或我国港澳台地区机构[①]，其中来自美国的迈阿密大学[②]（University of Miami）参与了最多的代表性文章，达到8篇。来自美国的乔治·华盛顿大学[③]（George Washington University）参与的5篇代表性文章平均FWCI最高。该机构也参与了上述文章《泽勒普肽治疗全身型重症肌无力患者的安全性和有效性（RAISE）：一项随机、双盲、安慰剂对照的Ⅲ期试验》[*Safety and efficacy of zilucoplan in patients with generalised myasthenia gravis (RAISE): a randomised, double-blind, placebo-controlled, phase 3 study*]的合作。在代表性文章发文数量前十的机构中，来自美国的机构最多，达到9所。此外，还有来自加拿大和意大利的各2所机构，以及丹麦和波兰的各1所机构（由于有发文量并列的情况，所列机构超过10所）。

---

① 重症肌无力病种领域内未遴选出国内机构参与的代表性文章。

② 迈阿密大学是一所拥有17 000多名来自世界各地的学生的私立研究型大学，为美国南佛罗里达及周边地区提供本科生及研究生的教学服务和学术研究。截至2023年，该校共有两院八校约2万名学生，涉及近350个专业和课程，包括位于迈阿密卫生区的米勒医学院、主校区的法学院、位于弗吉尼亚钥匙岛上的罗森斯蒂尔海洋、大气和地球科学学院及位于迈阿密-戴德县南部的其他研究机构。

③ 乔治·华盛顿大学是位于华盛顿特区的一所私立联邦特许研究型大学，原名哥伦布学院，于1821年由美国国会特许成立，是华盛顿特区管辖下成立的第一所大学。它是美国六所联邦特许大学之一。多位知名人士曾担任该校校董，其中包括约翰·昆西·亚当斯（John Quincy Adams）和尤利西斯·格兰特（Ulysses S. Grant）两位总统及亚历山大·格雷厄姆·贝尔（Alexander Graham Bell）。著名校友包括16位外国国家元首或政府首脑、28位美国参议员、27位美国州长、18位美国内阁成员、5位诺贝尔奖获得者、2位奥运奖牌获得者、2位奥斯卡奖获得者和1位金球奖获得者。

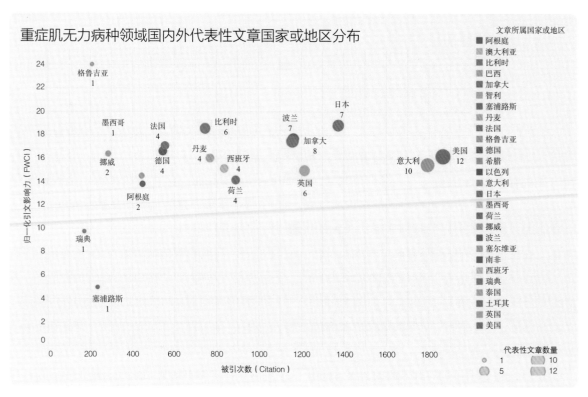

图1.6.1　重症肌无力病种领域16篇代表性文章的所属国家或地区分布及各个国家或地区该病种的代表性文章数量、归一化引文影响力和被引次数，2013—2023年（由于有多个国家或地区合作参与相同的文章，因此存在代表国家或地区的圆点覆盖情况）

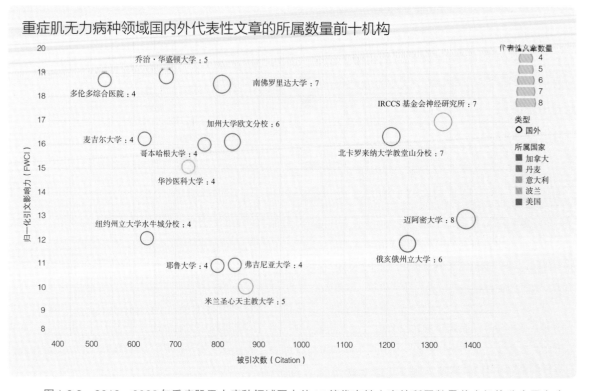

图1.6.2　2013—2023年重症肌无力病种领域国内外16篇代表性文章的所属数量前十机构分布及各个机构该病种的代表性文章数量、归一化引文影响力和被引次数

（二）重症肌无力领域代表性文章专家评价

表1.6.1展示了由专家委员会对重症肌无力领域内的代表性文章进行医学重要性和学术创新性评分之后总分前十代表性文章。专家从这些影响力较高的代表性文章中选取了一篇，对其具体的医学重要性和学术创新性进行了点评。

表1.6.1　重症肌无力领域医学影响力与学术创新性总分前十文章概览（由于该病种没有来自国内的代表性文章，所以所有文章均为来自国外机构发表的代表性文章）

文章标题	来源期刊	年份	客观			主观		
			FWCI	被引次数	浏览次数	医学重要性	学术创新性	总分
艾加莫德治疗全身型重症肌无力患者的安全性、有效性和耐受性（ADAPT）：一项多中心、随机化、安慰剂对照的3期试验［Safety, efficacy, and tolerability of efgartigimod in patients with generalised myasthenia gravis (ADAPT): a multicentre, randomised, placebo-controlled, phase 3 trial］	The Lancet Neurology	2021	19.6	146	78	20	27	47
依库珠单抗治疗抗乙酰胆碱受体抗体阳性难治性全身型重症肌无力（REGAIN）的安全性和有效性：一项3期、随机、双盲、安慰剂对照、多中心研究［Safety and efficacy of eculizumab in anti-acetylcholine receptor antibody-positive refractory generalised myasthenia gravis (REGAIN): a phase 3, randomised, double-blind, placebo-controlled, multicentre study］	The Lancet Neurology	2017	14.2	403	340	17	18	35
自体RNA嵌合抗原受体T细胞治疗重症肌无力（MG-001）的安全性和临床活性：一项前瞻性、多中心、开放标签、非随机1b/2a期研究［Safety and clinical activity of autologous RNA chimeric antigen receptor T-cell therapy in myasthenia gravis (MG-001): a prospective, multicentre, open-label, non-randomised phase 1b/2a study］	The Lancet Neurology	2023	13.6	13	0	8	26	34
重症肌无力中对固定细胞和活细胞检测AChR和MuSK抗体的比较（Comparison of fixed and live cell-based assay for the detection of AChR and MuSK antibodies in myasthenia gravis）	Neurology: Neuroimmunology and Neuroinflammation	2023	10.8	10	8	14	19	33

续　表

文章标题	来源期刊	年份	客观			主观		总分
			FWCI	被引次数	浏览次数	医学重要性	学术创新性	
胸腺切除术联合泼尼松与单独泼尼松治疗非胸腺瘤型重症肌无力患者的长期疗效：MGTX随机试验的2年延伸（Long-term effect of thymectomy plus prednisone versus prednisone alone in patients with non-thymomatous myasthenia gravis: 2-year extension of the MGTX randomised trial）	The Lancet Neurology	2019	7.8	121	153	18	8	26
胸腺切除术治疗重症肌无力的随机试验（Randomized trial of thymectomy in myasthenia gravis）	New England Journal of Medicine	2016	20.6	282	227	13	11	24
洛利昔珠单抗治疗全身型重症肌无力患者的安全性和有效性：一项随机、双盲、安慰剂对照、适应性3期研究［Safety and efficacy of rozanolixizumab in patients with generalised myasthenia gravis (MycarinG): a randomised, double-blind, placebo-controlled, adaptive phase 3 study］	The Lancet Neurology	2023	26.2	25	0	12	12	24
依库珠单抗治疗全身型重症肌无力的长期安全性和有效性（Long-term safety and efficacy of eculizumab in generalized myasthenia gravis）	Muscle and Nerve	2019	8.6	148	131	13	8	21
泽勒普肽治疗全身型重症肌无力患者的安全性和有效性（RAISE）：一项随机、双盲、安慰剂对照的3期试验［Safety and efficacy of zilucoplan in patients with generalised myasthenia gravis (RAISE): a randomised, double-blind, placebo-controlled, phase 3 study］	The Lancet Neurology	2023	25.2	24	0	11	8	19
利妥昔单抗治疗乙酰胆碱受体抗体阳性的全身型重症肌无力的2期试验：BeatMG研究（Phase 2 trial of rituximab in acetylcholine receptor antibody-positive generalized myasthenia gravis: the BeatMG study）	Neurology	2022	11.7	44	5	14	2	16

Safety, efficacy, and tolerability of Efgartigimod in patients with generalised myasthenia gravis (ADAPT): a multicentre, randomised, placebo-controlled, phase 3 trial [1]（2021）[艾加莫德治疗全身型重症肌无力患者的安全性、有效性和耐受性（ADAPT）：一项多中心、随机化、安慰剂对照的3期试验]

近年来，重症肌无力的靶向治疗不断发展，为患者带来了全新的治疗选择。新生儿Fc受体（FcRn）拮抗剂可以降低循环中致病性IgG的水平，达到快速控制症状的目的。艾加莫德是全球首个且目前国内唯一上市的FcRn拮抗剂，其为一种人源化IgG1抗体Fc片段，为重症肌无力的治疗提供了一种全新的、有效的选择，有望显著改善患者的生活质量和预后。本研究评估了艾加莫德注射液在治疗全身型重症肌无力（gMG）患者中的疗效和安全性。试验纳入了167例患者，分别接受艾加莫德或安慰剂治疗，主要终点是抗乙酰胆碱受体（AchR）抗体阳性患者在第一个治疗周期中的MG-ADL评分改善情况。结果显示，艾加莫德组在改善MG-ADL评分方面显著优于安慰剂组，且大多数不良事件为轻度或中度，显示出良好的耐受性和安全性。

长期以来，全身型重症肌无力的传统治疗方法主要包括胆碱酯酶抑制剂、糖皮质激素、免疫抑制剂、静脉注射免疫球蛋白、血浆置换及胸腺切除等，但这些疗法存在明显的副作用和局限性。艾加莫德作为一种新型靶向治疗药物，通过阻断FcRn选择性地降低致病性IgG抗体水平，这种机制与传统的广泛免疫抑制疗法截然不同，代表了一种全新的治疗理念。其次，该研究设计严谨，采用了多中心、随机、双盲、安慰剂对照的试验方法，确保了结果的科学性和可靠性。此外，研究中使用了多个特异性量表（如MG-ADL、QMG和MG-QOL15r）综合评估了药物的疗效，为全面了解艾加莫德的临床效益提供了坚实的数据支持。这些创新性的方法和结果，开启了靶向治疗的新篇章，为未来的相关药物开发和临床应用提供了重要参考。

七、创伤性颅脑损伤

（一）代表性文章科研指标表现

创伤性颅脑损伤是由撞击、打击、挤压、震动或穿透头部等外力，导致颅骨骨折或颅内结构如脑血管、脑组织、脑神经等损伤，从而导致神经功能障碍的一类疾病。在创伤性颅脑损伤疾病领域内，本小节共遴选出2013—2023年的45篇代表性文章，其中全部为国外或我国港澳台地区机构参与的文章为39篇，有中国大陆的机构参与的为6篇。如图1.7.1所示，这些代表性文章分布在59个国家或地区。从学术产出的规模来看，美国的代表性发文最多，共有34篇。其次为英国

① Howard JF Jr, Bril V, Vu T, et al. Safety, efficacy, and tolerability of efgartigimod in patients with generalised myasthenia gravis (ADAPT): a multicentre, randomised, placcbo-controlled, phase 3 trial. Lancet Neurol, 2021, 20(7):526-536. doi: 10.1016/S1474-4422(21)00159-9.

和比利时，各自有10篇。在拥有较多代表性文章（至少＞1篇）的国家和地区中，尼日利亚参与的2篇代表性文章的平均FWCI最高，达到61.9。其中，尼日利亚的伊巴丹大学[①]（University of Ibadan）参与的文章《评估创伤性颅脑损伤的全球发病率》（*Estimating the global incidence of traumatic brain injury*）FWCI达到了77.7，在所有代表性文章中排名第三。该文章也有美国知名大学哈佛大学和加州大学洛杉矶分校的参与。

图1.7.2中展示了拥有代表性文章数量前十的机构，其中来自美国的退伍军人事务部（Department of Veterans Affairs）参与了最多的代表性文章，达到9篇。而来自澳大利亚的蒙纳士大学[②]（Monash University）参与的4篇文章在所有的前十机构中FWCI最高，平均达到了27.7。蒙纳士大学也参与了上文提到的文章《评估创伤性颅脑损伤的全球发病率》（*Estimating the global incidence of traumatic brain injury*）的合作。国外或我国港澳台地区前十机构中，来自美国的机构最多，达到9所。此外，还有来自英国的两所机构，丹麦、比利时、澳大利亚和荷兰的机构各一所（由于有发文量并列的情况，所列机构超过10所）。

国内代表性文章有6篇，所有参与代表性文章的国内机构共有5所，其中上海交通大学和复旦大学分别各参与了2篇代表性文章，其余机构均是各1篇。上海交通大学的2篇文章，《欧洲合作的创伤性颅脑损伤神经创伤有效性研究（CENTER-TBI）：一项前瞻性纵向观察研究》〔Collaborative European neurotrauma effectiveness research in traumatic brain injury（CENTER-TBI）: A prospective longitudinal observational study〕和《同时监测脑氧和颅内压的成年患者管理算法：西雅图严重创伤性脑损伤共识会议（SIBICC）》〔A management algorithm for adult patients with both brain oxygen and intracranial pressure monitoring: the Seattle International Severe Traumatic Brain Injury Consensus Conference（SIBICC）〕为所有国内机构参与的代表性文章中FWCI最高的2篇，其FWCI分别为11.7和11.8。

[①] 伊巴丹大学是位于尼日利亚伊巴丹的一所公立研究型大学。该大学曾是伦敦大学的一所学院，成立于1948年，当时名为伊巴丹大学学院，是伦敦大学的众多学院之一。1962年，该大学成为一所独立的大学，是尼日利亚历史最悠久的学位授予机构。

[②] 蒙纳士大学，又译莫纳什大学，是一所位于澳大利亚墨尔本，由政府助资的国家公立大学，同时是澳大利亚八校联盟（Group of Eight）创始学校之一、国际大学气候联盟和环太平洋大学联盟成员。截至2024年1月，学校设置了艺术、艺术设计与建筑、商业与经济、教育等十个院系。截至2023年12月，学校在维多利亚州设有5个本地校区，在马来西亚设有国际校区，与中国重点大学之一的东南大学在苏州联合创办了一所研究生院、在印度与印度理工学院孟买分校联合组建蒙纳士大学联合学院、并在意大利设有普拉托教学中心。截至2024年5月，学校有学生86 000人，教职工17 000人。蒙纳士大学同时有多个学科位列世界顶尖行列，其中药剂学与药理学专业常年位居亚太地区第一位，教育学、护理学、化学工程、建筑学、法学、医学、会计与金融等专业亦名列前茅。

创伤性颅脑损伤病种领域国内外代表性文章国家或地区分布

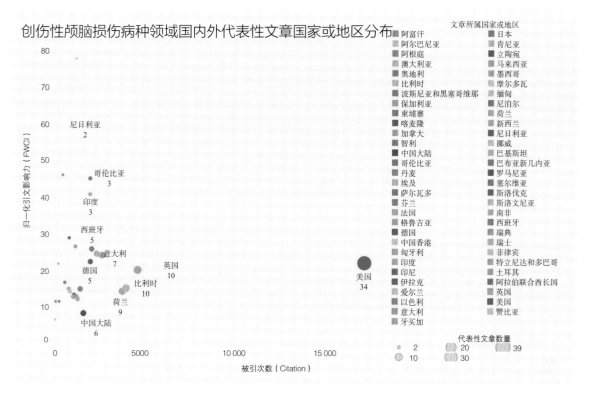

图 1.7.1　2013—2023 年创伤性颅脑损伤病种领域 45 篇代表性文章的所属国家或地区分布及各个国家或地区该病种的代表性文章数量、归一化引文影响力和被引次数（由于有多个国家或地区合作参与相同的文章，因此存在代表国家或地区的圆点覆盖情况）

创伤性颅脑损伤病种领域国内外代表性文章的所属数量前十机构

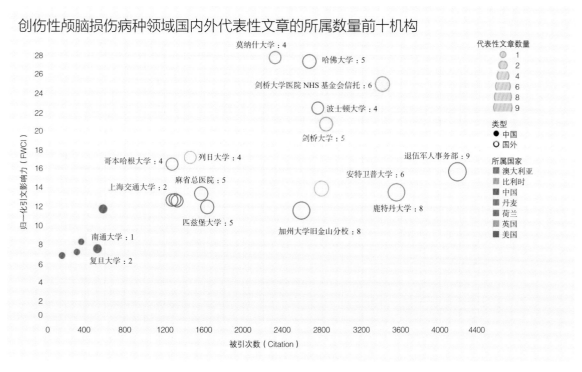

图 1.7.2　2013—2023 年创伤性颅脑损伤病种领域国内外 45 篇代表性文章的所属数量前十机构分布及各个机构该病种的代表性文章数量、归一化引文影响力和被引次数

（二）创伤性颅脑损伤领域代表性文章专家评价

表1.7.1展示了由专家委员会对创伤性颅脑损伤领域内的国内外代表性文章进行医学重要性和学术创新性评分之后总分前五的代表性文章。专家从这些影响力较高的代表性文章中选取了3篇，对其具体的医学重要性和学术创新性进行了点评。

表1.7.1 创伤性颅脑损伤病种领域国内外医学影响力与学术创新性总分前五文章概览（橙色高亮的文章为来自国外或我国港澳台地区机构发表的代表性文章，灰色高亮的文章为来自国内机构发表的代表性文章）

文章标题	来源期刊	年份	客观			主观		
			FWCI	被引次数	浏览次数	医学重要性	学术创新性	总分
创伤性颅内高压的去骨瓣减压术临床试验（*Trial of decompressive craniectomy for traumatic intracranial hypertension*）	*New England Journal of Medicine*	2016	52.6	758	96	40	39	79
氨甲环酸对急性创伤性颅脑损伤患者死亡率、致残率、血管闭塞事件及其他并发症的影响（CRASH-3）：一项随机、安慰剂对照试验［*Effects of tranexamic acid on death, disability, vascular occlusive events and other morbidities in patients with acute traumatic brain injury (CRASH-3): a randomised, placebo-controlled trial*］	*The Lancet*	2019	46.8	518	220	24	40	64
重症颅脑损伤诊疗指南（第4版）（*Guidelines for the management of severe traumatic brain injury, fourth edition*）	*Neurosurgery*	2017	111.5	2075	275	59	0	59
急性脑损伤无反应患者脑激活的检测（*Detection of brain activation in unresponsive patients with acute brain injury*）	*New England Journal of Medicine*	2019	20.6	255	37	18	36	54
血清GFAP和UCH-L1预测头部CT（ALERT-TBI）无颅内损伤：一项多中心观察性研究［*Serum GFAP and UCH-L1 for prediction of absence of intracranial injuries on head CT (ALERT-TBI): a multicentre observational study*］	*The Lancet Neurology*	2018	13.5	294	47	5	34	39
阿伐他汀治疗中国患者慢性硬膜下血肿的安全性和有效性：一项随机临床试验（*Safety and efficacy of atorvastatin for chronic subdural hematoma in Chinese patients: a randomized clinical trial*）	*JAMA Neurology*	2018	6.8	144	28	30	32	62

续　表

文章标题	来源期刊	年份	客观			主观		总分
			FWCI	被引次数	浏览次数	医学重要性	学术创新性	
同时监测脑氧和颅内压的成年患者管理算法：西雅图严重创伤性脑损伤共识会议（SIBICC）[A management algorithm for adult patients with both brain oxygen and intracranial pressure monitoring: the Seattle International Severe Traumatic Brain Injury Consensus Conference (SIBICC)]	Intensive Care Medicine	2020	11.8	186	55	17	10	27
欧洲合作的创伤性颅脑损伤神经创伤有效性研究（CENTER-TBI）：一项前瞻性纵向观察研究[Collaborative European neurotrauma effectiveness research in traumatic brain injury (CENTER-TBI): A prospective longitudinal observational study]	Neurosurgery	2015	11.7	358	274	19	0	19
创伤性颅脑损伤后期向质小胶质细胞/巨噬细胞极化动力学（Microglia/macrophage polarization dynamics in white matter after traumatic brain injury）	Journal of Cerebral Blood Flow and Metabolism	2013	8.3	349	67	0	1	1
间充质于细胞移植在实验性颅脑损伤中的抗炎和免疫调节机制（Anti-inflammatory and immunomodulatory mechanisms of mesenchymal stem cell transplantation in experimental traumatic brain injury）	Journal of Neuroinflammation	2013	7.2	309	40	0	0	0

1. Effects of tranexamic acid on death, disability, vascular occlusive events and other morbidities in patients with acute traumatic brain injury (CRASH-3): A randomised, placebo-controlled trial[1] *（2019）*[氨甲环酸对急性创伤性颅脑损伤患者死亡率、致残率、血管闭塞事件及其他并发症的影响（CRASH-3）：一项随机、安慰剂对照试验]

创伤性颅脑损伤是全球范围内导致死亡和伤残的重要原因之一，脑内出血是创伤性颅脑损伤常见的并发症，若未及时控制，可导致颅内压增高、脑疝及死亡。目前针对创伤性颅脑损伤的治疗手段有限，多以支持疗法为主，急需有效的干预措施以降低死亡率和致残率。氨甲环酸作为一种抗纤维蛋白溶解药物，可显著降低创伤性体外出血患者的出血量及死亡率。本研究设计为多中心、双盲、随机对照临床试验，纳入12 737例急性创伤性颅脑损伤患者，涉及29个国家的175家医院，旨在评估氨甲环酸在急性创伤性颅脑损伤患者中的疗效与安全性。结果显示，对于受伤后3小时内接受氨甲环酸治疗的患者，脑损伤相关死亡率显著降低，尤其是在排除格拉斯哥昏迷评分（GCS）为3分及双侧瞳孔无反应的患者后，死亡风险相对减少了11%

---

① CRASH-3 trial collaborators. Effects of tranexamic acid on death, disability, vascular occlusive events and other morbidities in patients with acute traumatic brain injury (CRASH-3): a randomised, placebo-controlled trial. Lancet. 2019, 394(10210):1713-1723. doi:10.1016/S0140-6736(19)32233-0.

（RR = 0.89; 95% CI 0.80 ～ 1.00）。该研究提示氨甲环酸可有效减少创伤性颅脑损伤患者的脑内出血，降低死亡风险。

该研究设计科学、样本量大、多中心参与及对多个终点指标（如残疾率、血管闭塞事件和其他并发症）进行评估，研究结果表现出很高的统计学显著性和外部有效性，具有较高的可信度和代表性。本研究对时间窗口的调整和细化，证实了氨甲环酸早期治疗的重要性；对患者的分层（据GCS评分和瞳孔反应等因素）和敏感性分析，也进一步验证了氨甲环酸在特定患者群体中的有效性。该结果为急性创伤性颅脑损伤的治疗提供了重要的临床证据。后续研究可以进一步优化氨甲环酸的剂量和时间窗口，并基于患者特征和临床指标制订个体化治疗策略。作用机制层面，可继续探究氨甲环酸对凝血系统和炎症反应的影响。此外，应积极探索氨甲环酸长期使用和对于特定患者群体的安全性，以及对其他类型的脑损伤（如缺血性脑卒中、颅脑手术等）的影响，最终提高脑损伤患者的治疗效果和生存率。

2. *Guidelines for the management of severe traumatic brain injury, fourth edition*[①]（2017）[《重症颅脑损伤诊疗指南（第4版）》]

本文综述了《重症颅脑损伤诊疗指南（第4版）》，旨在将现有证据转化为临床推荐。此版指南包含28项推荐，覆盖18个主题，并对前一版进行了改进和更新。指南的制订主要源于五类研究：5项一级研究、46项二级研究、136项三级研究及2项荟萃分析。文章详细阐述了指南的范围、制订方法及未来的研究方向，主要涵盖创伤性颅脑损伤的治疗干预、监测和治疗阈值的建议。通过引入动态更新模式、严格的证据分级方法和全面覆盖关键治疗领域，以适应不断变化的临床需求，指南为临床医师提供了科学规范的操作指导。

本文基于研究的总体质量、结果的一致性、证据的直接性或间接性及证据的精确性，综合评估了证据质量（高、中、低或不足），并据此确定推荐级别（一级、二级A、二级B和三级）。本文详细评估了新纳入的102篇研究，根据其质量和适用性对证据进行分级，有助于明确不同证据的权重和可信度，提高了指南建议的可靠性。此外，本版指南也充分考虑了个体研究在证据质量和适用性的要求。在创新性方面，研究指出将有效的单中心试验推广到多中心试验会面临许多挑战，如研究协议、患者评估及数据收集管理的差异等，这一观点对于多中心试验的设计和管理具有重要的指导意义。此外，探讨了研究模型和设计的选择，呼吁采用更加严格的研究方法，并提出比较有效性研究的可能性。

① Carney N, Totten AM, O'Reilly C, et al. Guidelines for the management of severe traumatic brain injury, fourth edition. Neurosurgery, 2017, 80(1):6-15. doi:10.1227/NEU.0000000000001432.

3. *Trial of decompressive craniectomy for traumatic intracranial hypertension*[①]（2016）（创伤性颅内高压的去骨瓣减压术临床试验）

颅内高压是创伤性颅脑损伤的常见并发症，严重时可导致脑缺血和脑疝，增加患者致残率和死亡率。传统的药物治疗在许多情况下难以有效控制颅内压，而去骨瓣减压术能够通过去除一部分颅骨来减轻颅内压力。然而，对于进行去骨瓣减压术的必要性及最佳的手术时机目前仍存在争议。本研究旨在评估去骨瓣减压术对颅内高压患者的疗效和安全性，通过随机对照试验的方式，比较去骨瓣减压术与标准治疗在临床结局上的差异。该研究纳入了2004—2014年的408例创伤性颅脑损伤患者和顽固性颅内高压患者，这些患者被随机分配为接受去骨瓣减压术或药物治疗，主要结局指标为6个月时的扩展格拉斯哥预后量表（GOS-E）评分。研究者对患者的生存率、功能恢复情况、生活质量、颅内压控制、住院时间、出院时间和经济评估进行了多方面的比较，结果显示，在6个月内，接受手术治疗的患者死亡率为26.9%，显著低于药物治疗组的48.9%。此外，手术组患者在植入状态和严重残疾方面的发生率较高，但在功能恢复方面表现出更好的结果。总之，该发现为临床实践提供了重要的指导，特别是对于无法通过药物控制颅内压的严重创伤性颅脑损伤患者，去骨瓣减压术提供了一种有效的替代治疗手段。

本研究采用多中心随机对照的试验设计、有序分析方法、以及敏感性分析和亚组分析，提高了研究的准确性、可靠性和推广性。通过长期随访和多维度的评估指标（如患者的生存率、生活质量、神经功能恢复情况等），对手术效果和安全性进行了全面评估，为颅内高压的临床治疗提供了新的思路和证据支持。未来研究和临床实践应进一步优化手术干预，探索新的手术器械、技术和策略；其次，通过分析患者的临床特征、基因组信息和其他生物标志物，预测其治疗反应和预后，从而制订个体化的治疗方案。同时，应通过延长患者随访时间和细化经济评估（治疗成本、康复费用和患者生活质量的经济影响），深入研究颅内高压对患者长期康复的影响，进一步挖掘改善康复结果的方法。

八、中枢神经系统肿瘤

（一）代表性文章科研指标表现

中枢神经系统肿瘤指起源于中枢神经系统内的组织或结构的一组良恶性疾病，病变主要位于颅内或椎管内，占全身肿瘤的1%～2%。中枢神经系统肿瘤疾病领域内，本小节共遴选出2013—2023年的43篇代表性文章，其中全部为国外或我国港澳台地区机构参与的文章为16篇，有中国大陆的机构参与的为27篇。如图1.8.1所示，这些代表性文章分布在33个国家或地区。从学术产

① Hutchinson PJ, Kolias AG, Timofeev IS, et al. Trial of decompressive craniectomy for traumatic intracranial hypertension. N Engl J Med, 2016, 375(12):1119-1130. doi:10.1056/NEJMoa1605215.

出的规模来看，美国的代表性发文最多，共有31篇。其次为中国大陆，共有27篇。在拥有较多代表性文章（至少＞1篇）的国家或地区中，中国香港参与的6篇代表性文章的平均FWCI最高，达到82.2。这其中，香港中文大学（Chinese University of Hong Kong）参与的文章《2021年WHO中枢神经系统肿瘤分类：概述》（*The 2021 WHO classification of tumors of the central nervous system: A summary*）是所有代表性文章中FWCI最高的，达到411.3。

图1.8.2中展示了拥有代表性文章数量前十的国内和机构，其中来自德国的德国癌症研究中心[①]（German Cancer Research Center，Deutsches Krebsforschungszentrum，DKFZ）参与了最多的代表性文章，达到7篇。来自美国的加利福尼亚大学旧金山分校[②]（University of California at San Francisco，UCSF）参与的5篇文章FWCI最高，达到了129.4。该机构也参与了文章《2021年WHO中枢神经系统肿瘤分类：概述》（*The 2021 WHO classification of tumors of the central nervous system: A summary*）的合作。国外或我国港澳台地区前十机构中，来自美国的机构最多，达到5所。此外，还有来自德国的2所机构，以及加拿大、瑞士和荷兰的各1所机构。

在拥有代表性文章数量前十的国内机构中，复旦大学参与了最多的代表性文章，达到7篇。首都医科大学参与了4篇代表性文章的合作，位列第二。中国的这些机构参与的代表性文章的FWCI数值均保持在6～14，与国外或我国港澳台地区机构有一定差距。

（二）中枢神经系统肿瘤领域代表性文章专家评价

表1.8.1展示了由专家委员会对中枢神经系统肿瘤领域内的国内外代表性文章进行医学重要性和学术创新性评分之后总分前五的代表性文章。专家从这些影响力较高的代表性文章中选取了一篇，对其具体的医学重要性和学术创新性进行了点评。

[①] 德国癌症研究中心是位于德国海德堡的国家癌症研究中心。它是德国最大的科研组织——亥姆霍兹德国研究中心协会的成员，成立于1964年，目前已成为德国最大的医学和生命科学研究机构，也是德国唯一一个国家级的癌症研究中心。该中心涵盖的癌症研究从最基础的分子研究到癌症临床治疗一应俱全，并致力于研究癌症机制，确定癌症危险因素。隶属于该中心的两位科学家Harald zur Hausen、Stefan Hell曾先后分别获得2008年诺贝尔生理学或医学奖和2014年诺贝尔化学奖。

[②] 加利福尼亚大学旧金山分校，位于美国加利福尼亚州旧金山，是美国加利福尼亚大学系统的第二所公立大学，是世界著名的生命科学及医学研究教学中心。该校前身是1864年于旧金山建立的托兰医学院（Toland Medical College），1873年加入加利福尼亚大学，成为加利福尼亚大学伯克利分校附属的医学院，在伯克利、旧金山等地均有设点。加利福尼亚大学旧金山分校是加州大学系统中唯一的只专注于健康和生命科学的大学，也是加州大学系统中唯一的只进行严格的研究生教育的大学，以医学和生命科学而闻名。截至2020年10月，共有10位加利福尼亚大学旧金山分校的教授或研究人员曾获得诺贝尔奖。

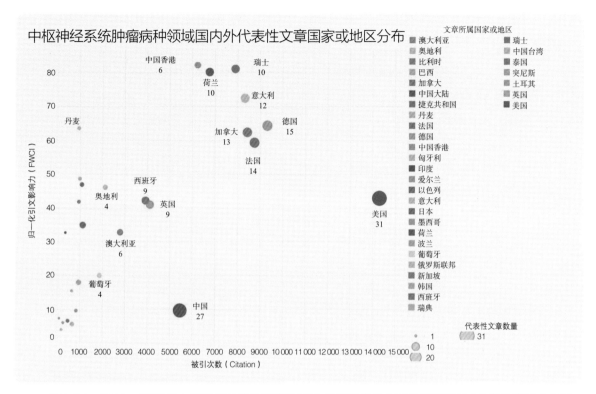

图1.8.1　2013—2023年中枢神经系统肿瘤病种领域43篇代表性文章的所属国家或地区分布及各个国家或地区该病种的代表性文章数量、归一化引文影响力和被引次数（由于有多个国家或地区合作参与相同的文章，因此存在代表国家或地区的圆点覆盖情况）

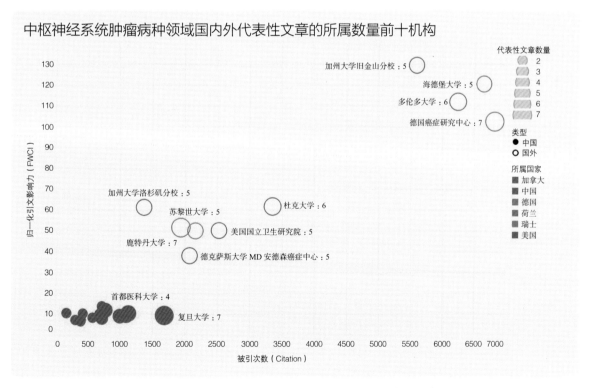

图1.8.2　2013—2023年中枢神经系统肿瘤病种领域国内外43篇代表性文章的所属数量前十机构分布及各个机构该病种的代表性文章数量、归一化引文影响力和被引次数

表1.8.1　中枢神经系统肿瘤病种领域国内外医学影响力与学术创新性总分前五文章概览（橙色高亮的文章为来自国外或我国港澳台地区机构发表的代表性文章，灰色高亮的文章为来自国内机构发表的代表性文章）

文章标题	来源期刊	年份	客观			主观		
			FWCI	被引次数	浏览次数	医学重要性	学术创新性	总分
2021年WHO中枢神经系统肿瘤分类：概述（The 2021 WHO classification of tumors of the central nervous system: a summary）	Neuro-Oncology	2021	411.3	3771	53	30	30	60
欧洲神经肿瘤学协会成人弥漫性胶质瘤诊疗指南（EANO guidelines on the diagnosis and treatment of diffuse gliomas of adulthood）	Nature Reviews Clinical Oncology	2021	66.6	689	25	23	14	37
Vorasidenib在IDH1或IDH2突变型低级别胶质瘤中的应用（Vorasidenib in IDH1-or IDH2-Mutant low-grade glioma）	New England Journal of Medicine	2023	84.9	56	0	14	23	37
自体肿瘤裂解物负载树突状细胞疫苗接种与新诊断和复发性胶质母细胞瘤患者生存期延长的相关性：一项3期前瞻性外部对照队列试验（Association of autologous tumor Lysate-loaded dendritic cell vaccination with extension of survival among patients with newly diagnosed and recurrent glioblastoma: a phase 3 prospective externally controlled cohort trial）	JAMA Oncology	2023	95.2	104	0	5	15	20
CBTRUS统计报告：2014—2018美国诊断的原发性脑和其他中枢神经系统肿瘤（CBTRUS statistical report: primary brain and other central nervous system tumors diagnosed in the United States in 2014—2018）	Neuro-Oncology	2021	79.0	724	14	14	3	17
中国脑胶质瘤协作组成人弥漫性脑胶质瘤临床指南（CGCG clinical practice guidelines for the management of adult diffuse gliomas）	Cancer Letters	2016	8.4	348	86	14	10	24
MRI放射组学方法预测胶质瘤患者的生存率与肿瘤相关巨噬细胞浸润程度的关系（An MRI radiomics approach to predict survival and tumour-infiltrating macrophages in gliomas）	Brain	2022	15.7	59	8	5	7	12
272例胶质瘤的RNA-seq揭示了继发性胶质母细胞瘤中一种新的复发性PTPRZ1-MET融合转录本（RNA-seq of 272 gliomas revealed a novel, recurrent PTPRZ1-MET fusion transcript in secondary glioblastomas）	Genome Research	2014	4.0	284	37	3	8	11

续　表

文章标题	来源期刊	年份	客观			主观		总分
			FWCI	被引次数	浏览次数	医学重要性	学术创新性	
定量受激拉曼散射显微镜检测人脑中的肿瘤浸润（*Detection of human brain tumor infiltration with quantitative stimulated Raman scattering microscopy*）	*Science Translational Medicine*	2015	14.6	233	66	1	6	7
与脑胶质瘤患者的肿瘤环境和预后相关的铜中毒相关特征（*The cuproptosis-related signature associated with the tumor environment and prognosis of patients with glioma*）	*Frontiers in Immunology*	2022	6.8	38	4	0	7	7

The 2021 WHO classification of tumors of the central nervous system: a summary [1]（2021）（《2021年WHO中枢神经系统肿瘤分类：概述》）

本文综述了《2021年WHO中枢神经系统肿瘤分类》中的主要变化和各分类类别中的具体变化，旨在为深入探索这一新版分类提供概述。与之前的版本相比，2021年第5版更加重视通过分子特征对肿瘤进行分类。这不仅包括对已有的分子标志物的使用，还引入了新的分子诊断技术，例如DNA甲基化芯片分析，使分类更加精确和细化，能够更好地反映肿瘤的生物学特性。其次，新的分类方法整合了多种诊断信息，有助于提供更全面的肿瘤特征描述，提高诊断的准确性。文章特别强调了整合诊断和分层报告的重要性，能够更全面地展示诊断信息，有助于临床医师制订更为精准的治疗方案。第三，新版分类对命名和分级系统的重大调整，如将成人型弥漫性胶质瘤仅分为3种类型（IDH突变型星形细胞瘤、IDH突变型并伴1p/19q共缺失的少突胶质细胞瘤和IDH野生型胶质母细胞瘤），这种简化避免了混淆，也提高了分类的准确性。同时，对于不同的肿瘤类型，新版分类引入了必备诊断标准和可选诊断标准，前者是诊断的必要条件，而后者则有助于进一步支持诊断。第四，基于最新的研究成果和技术发展，结合分子特征和组织学特征，新版分类引入了一些新的肿瘤类型和亚型（如儿童型弥漫性低级别胶质瘤和高级别胶质瘤家族），此外，对于既有肿瘤类型，新版分类也做出了相应的调整，以反映最新的研究发现。第五，对于某些特定区域的肿瘤，例如鞍区肿瘤和外周神经系统肿瘤，新版分类方法更加细致和明确。

随着分子诊断在肿瘤分类中的重要性不断提高，未来的研究应重点关注新型分子标志物的发现和验证。尤其是通过高通量测序技术、DNA甲基化芯片分析等前沿技术，探索更多与肿瘤发生发展相关的基因变异和分子特征，有助于提高肿瘤分类的精准性，推动个性化治疗的发展。致力于优化和标准化多层次诊断模式，包括更好地结合组织学、免疫组织化学和分子特征，开

---

① Louis DN, Perry A, Wesseling P, et al. The 2021 WHO classification of tumors of the central nervous system: a summary. Neuro Oncol, 2021, 23(8):1231-1251. doi:10.1093/neuonc/noab106.

发统一的诊断标准和报告格式，以提高诊断的准确性和一致性。继续深入探索这些新肿瘤类型和亚型的生物学特性、临床表现和治疗响应，帮助临床医师更好地理解和治疗这些新发现的肿瘤。关注特定区域肿瘤的独特病理特征和治疗挑战，开发针对性更强的诊疗方法，提高这类复杂或罕见肿瘤的疗效。基于分子特征的个性化治疗策略开发，包括靶向治疗、免疫治疗等新疗法的研究，实现更精准和有效的治疗。

九、脊柱退行性疾病

（一）代表性文章科研指标表现

脊柱退行性疾病是指随着患者年龄增长、其脊柱自然老化导致的一大类疾病，以颈椎病、腰椎病最为常见。在脊柱退行性疾病领域内，本小节共遴选出2013—2023年的76篇代表性文章，其中全部为国外或我国港澳台地区机构参与的文章为54篇，有中国大陆机构参与的为22篇。

如图1.9.1所示，这些代表性文章分布在103个国家或地区。从学术产出的规模来看，美国的代表性发文最多，共有39篇。其次为中国大陆，共有22篇。在拥有较多代表性文章（至少＞1篇）的国家或地区中，奥地利参与的代表性文章虽只有2篇，但FWCI最高，达到344.9。这主要是因为来自奥地利的克莱姆斯多瑙大学[①]（Danube University Krems）参与的这两篇文章《1990—2013年188个国家301种急、慢性疾病和损伤的全球、区域、全国发病率、患病率和健康生命损失年：2013年全球疾病负担研究的系统分析》（*Global, regional, and national incidence, prevalence, and years lived with disability for 301 acute and chronic diseases and injuries in 188 countries, 1990—2013: A systematic analysis for the Global Burden of Disease Study 2013*）和《1990—2015年310种疾病和损伤的全球、区域、全国发病率、患病率和健康生命损失年：2015年全球疾病负担研究的系统分析》（*Global, regional, and national incidence, prevalence, and years lived with disability for 310 diseases and injuries, 1990—2015: a systematic analysis for the Global Burden of Disease Study 2015*）是所有本领域代表性文章中FWCI最高的，FWCI分别达到376和346。如前所述，此类全球疾病负担研究通常由多国的作者参与，被引次数较高，拔高了奥地利的代表性文章的平均FWCI。

图1.9.2中展示了拥有代表性文章数量前十的机构，其中来自荷兰的公共卫生局（Department of Public Health）参与了最多的代表性文章，达到12篇。而来自中国的复旦大学参与的文章虽只有2篇，在所有的前十机构中FWCI最高，达到了344.9。复旦大学也是参与了上文提到的两篇全球疾病负担研究文章，《1990—2013年188个国家301种急、慢性疾病和损伤

---

① 是一所专门为在职专业人员提供继续教育的奥地利大学，位于下奥地利州的克雷姆斯多瑙河畔。目前，该学校提供200多个学术课程和学位课程，并可授予硕士学位。截至2023年，来自90多个国家的8000多名学生（平均年龄40岁）在该大学学习。

脊柱退行性疾病领域国内外代表性文章国家或地区分布

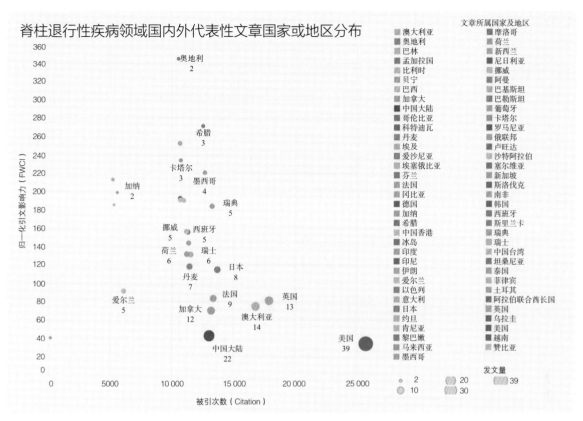

图1.9.1　脊柱退行性疾病领域76篇代表性文章的所属国家或地区分布及各个国家或地区该病种的代表性文章数量、归一化引文影响力和被引次数（由于涉及103个国家或地区数量较多，仅展示所属文章数量大于1篇的国家），2013—2023年（由于有多个国家或地区合作参与相同的文章，因此存在代表国家或地区的圆点覆盖情况）

脊柱退行性疾病领域国内外代表性文章的所属数量前十机构

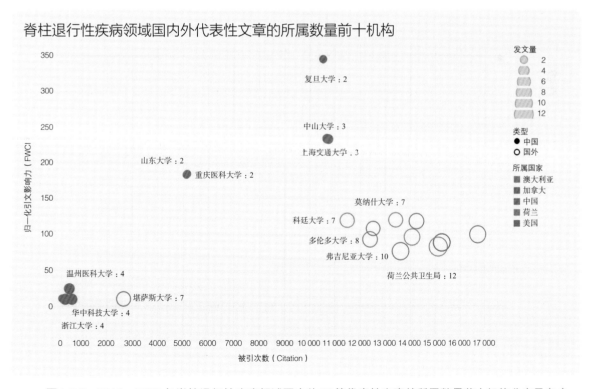

图1.9.2　2013—2023年脊柱退行性疾病领域国内外76篇代表性文章的所属数量前十机构分布及各个机构该病种的代表性文章数量、归一化引文影响力和被引次数

的全球、区域、全国发病率、患病率和健康生命损失年：2013年全球疾病负担研究的系统分析》（*Global, regional, and national incidence, prevalence, and years lived with disability for 301 acute and chronic diseases and injuries in 188 countries, 1990—2013: A systematic analysis for the Global Burden of Disease Study 2013*）和《1990—2015年310种疾病和损伤的全球、区域、全国发病率、患病率和健康生命损失年：2015年全球疾病负担研究的系统分析》（*Global, regional, and national incidence, prevalence, and years lived with disability for 310 diseases and injuries, 1990—2015: a systematic analysis for the Global Burden of Disease Study 2015*）的合作。国外或我国港澳台地区前十机构中，来自美国的机构最多，达到6所。此外，还有来自澳大利亚的3所机构，以及加拿大和荷兰的各1所机构。

在拥有代表性文章数量前十的国内机构中，温州医科大学、华中科技大学和浙江大学参与的代表性文章最多，均为4篇。而代表性文章FWCI最高的机构，如前所述为复旦大学。

（二）脊柱退行性疾病领域代表性文章专家评价

表1.9.1展示了由专家委员会对脊柱退行性疾病领域内的国内外代表性文章进行医学重要性和学术创新性评分之后总分前五的代表性文章。专家从这些影响力较高的代表性文章中选取了一篇，对其具体的医学重要性和学术创新性进行了点评。

表1.9.1　脊柱退行性疾病领域国内外医学影响力与学术创新性总分前五文章概览（橙色高亮的文章为来自国外或我国港澳台地区机构发表的代表性文章，灰色高亮的文章为来自国内机构发表的代表性文章）

文章标题	来源期刊	年份	客观			主观		
			FWCI	被引次数	浏览次数	医学重要性	学术创新性	总分
腰椎融合术治疗腰椎管狭窄症的随机对照试验（*A randomized, controlled trial of fusion surgery for lumbar spinal stenosis*）	*New England Journal of Medicine*	2016	38.9	551	58	57	38	95
椎板切除术加融合术与单纯椎板切除治疗腰椎滑脱的比较（*Laminectomy plus fusion versus laminectomy alone for lumbar spondylolisthesis*）	*New England Journal of Medicine*	2016	35.7	525	125	46	15	61
1990—2020年全球、区域和全国的腰痛负担、其归因风险因素和2050年预测：2021年全球疾病负担的系统分析（*Global, regional, and national burden of low back pain, 1990—2020, its attributable risk factors, and projections to 2050: a systematic analysis of the Global Burden of Disease Study 2021*）	*The Lancet Rheumatology*	2023	55.2	60	0	35	21	56

续　表

文章标题	来源期刊	年份	客观			主观		
			FWCI	被引次数	浏览次数	医学重要性	学术创新性	总分
1990—2015年310种疾病和损伤的全球、区域、全国发病率、患病率和健康生命损失年：2015年全球疾病负担研究的系统分析（*Global, regional, and national incidence, prevalence, and years lived with disability for 310 diseases and injuries, 1990—2015: a systematic analysis for the Global Burden of Disease Study 2015*）	*The Lancet*	2016	345.9	5217	3135	27	18	45
1990—2013年188个国家301种急、慢性疾病和损伤的全球、区域、全国发病率、患病率和健康生命损失年：2013年全球疾病负担研究的系统分析（*Global, regional, and national incidence, prevalence, and years lived with disability for 301 acute and chronic diseases and injuries in 188 countries, 1990—2013: A systematic analysis for the Global Burden of Disease Study 2013*）	*The Lancet*	2015	376.4	4949	4029	19	25	44
间充质干细胞外泌体调节内质网应激对髓核细胞死亡的保护作用及对椎间盘退变的影响（*Exosomes from mesenchymal stem cells modulate endoplasmic reticulum stress to protect against nucleus pulposus cell death and ameliorate intervertebral disc degeneration in vivo*）	*Theranostics*	2019	16.3	231	43	9	18	27
椎间盘退变中的细胞死亡（*Cell death in intervertebral disc degeneration*）	*Apoptosis: an international journal on programmed cell death*	2013	4.2	260	103	0	17	17
单细胞转录组分析揭示退变过程中髓核的多细胞生态系统（*Single-cell transcriptome profiling reveals multicellular ecosystem of nucleus pulposus during degeneration progression*）	*Advanced Science*	2022	7.3	35	21	6	5	11
二甲双胍抑制髓核细胞凋亡和衰老及改善椎间盘退变（*Metformin protects against apoptosis and senescence in nucleus pulposus cells and ameliorates disc degeneration in vivo*）	*Cell Death and Disease*	2016	4.1	229	31	4	6	10
机器人辅助与透视辅助椎弓根螺钉置入在胸腰椎手术中的安全性和准确性：一项前瞻性随机对照试验（*Safety and accuracy of robot-assisted versus fluoroscopy-assisted pedicle screw insertion in thoracolumbar spinal surgery: A prospective randomized controlled trial*）	*Journal of Neurosurgery: Spine*	2019	10.5	138	24	2	7	9

A randomized, controlled trial of fusion surgery for lumbar spinal stenosis[①]（2016）（腰椎融合术治疗腰椎管狭窄症的随机对照试验）

腰椎管狭窄症是由于脊柱退行性改变导致椎管逐渐狭窄引起神经压迫的一种常见退行性疾病，严重影响患者的功能、行走能力和生活质量，已成为脊柱手术最常见的指征之一。随着人口老龄化，腰椎管狭窄症的患者数量将大幅增加。手术治疗在适合的患者中显示出优于非手术治疗的效果，但是否需要同时行腰椎融合术以预防未来的腰椎不稳和畸形，学术界对此仍存在争议。本研究旨在评估减压＋融合治疗与单纯减压对腰椎管狭窄症的疗效差异。研究纳入了247例50～80岁的腰椎管狭窄症患者，这些患者被随机分配接受减压＋融合（融合组）或单纯减压（减压组）。主要终点为手术后2年的Oswestry残疾指数（ODI）评分，次要终点包括6分钟步行测试、患者自我报告的结果及经济评估。结果显示，无论患者是否合并退行性滑脱，融合组和减压组在主要和次要终点上的差异均无统计学显著性，提示融合手术虽然技术复杂、成本高昂，但并未带来预期的临床优势。

本研究采用了严格的多中心、随机对照设计，且所有参与手术的医师均为经验丰富的脊柱外科医师，手术方法严格按照标准程序进行，确保了结果的科学性和可靠性。评估方法多维，不仅采用ODI评分作为主要评估指标，还结合了6分钟步行测试、患者自我报告的满意度和生活质量评分，以及详细的经济成本分析，提供了全面的临床和经济数据，也增强了研结果的实用性和可信度。此外，该研究通过5年的长期随访对手术效果进行全面评估，进一步验证了单纯减压手术的有效性和稳定性。其挑战了当前临床实践中广泛采用的融合手术策略，提示单纯减压手术即可为大多数腰椎管狭窄症患者提供良好的疗效，具有重要的医学意义。未来研究应探索如进一步优化手术策略，以最大化其疗效并最小化手术相关风险，结合新兴技术（如微创手术和导航技术），提高手术的安全性；并且关注不同亚组患者（如不同程度的滑脱、不同年龄段、全身合并症情况等）的手术效果差异、制订个体化的治疗方案。此外，应继续评估不同手术策略的经济效益，尤其是在不同医疗系统和资源设置下，制订更具成本效益的治疗指南，提升整体医疗资源的利用效率。

① Försth P, Ólafsson G, Carlsson T, et al. A randomized, controlled trial of fusion surgery for lumbar spinal stenosis. N Engl J Med, 2016, 374(15):1413-1423. doi:10.1056/NEJMoa1513721.

第二章

神经系统疾病代表性技术成果

神经系统疾病代表性专利

在当今快速发展的知识经济时代，技术创新已成为推动社会进步和经济增长的关键动力。专利作为技术创新的重要载体和法律保护形式，不仅能够保护发明者的知识产权，也促进了新技术的公开与传播，激发了更多的创新活动。本章通过深入分析神经系统疾病领域的代表性专利数据，旨在揭示特定技术领域内的创新格局和竞争态势。通过专利分析，不仅可以评估一个国家或机构的创新能力和技术实力，还可以为研发决策、市场策略和政策制定提供一定参考。

本章基于律商联讯专利权（LexisNexis®PatentSight®）平台收录的全球115个国家/地区的专利局发布的专利文件，通过在特定领域内进行专利检索，然后针对专利本身定量的专利影响力指标和定性的专家筛选，挑出了在脑血管病、阿尔茨海默病、帕金森病、癫痫、肌萎缩侧索硬化、重症肌无力、创伤性颅脑损伤、中枢神经系统肿瘤和脊柱退行性疾病9个神经系统疾病领域内的一批代表性专利[①]，并对这些代表性专利的专利内容、专利影响力、有效国家分布和所有权人进行了展示及分析。

具体来说，本章对专利进行了多维度分析，具体选取各神经系统疾病领域内的五项代表性高影响力专利，这些专利不仅在技术上具有创新性，在市场影响力和竞争力方面也表现显著。通过对这些代表性专利进行分析，可以更好地理解该领域的技术前沿和发展趋势。其次我们对专利有效国家的分布进行了分析，专利有效国家分布不仅反映了各国在该领域的研发投入和创新能力，也揭示了全球技术竞争和合作的格局。通过对专利国家分布的分析，我们可以识别出技术领先的国家和具有潜力的市场。同时本章对各病种中的三方专利分布也进行了分析，三方专利通常指的是在世界上最大的3个市场（美国、欧盟和日本）寻求保护的专利，也称为三方同族专利（Triadic patent families）。这种专利通常被认为具有较高的科技含量和经济价值，反映了一个国家技术发明的整体水平及在国际市场上的竞争力。另一方面，本章还对专利权人进行了分析。专利权人是专利权的合法拥有者，其类型和背景对专利的价值和影响具有重要意义。通过对专利权人的分析，我们可以了解不同类型主体在该领域的创新活动和专利布局。

---

① 具体专利的检索序列详见附录二。

一、脑血管病

（一）高影响力专利

全球在脑血管病领域专利竞争力前五的代表性专利家族如图2.1.1所示。这5项脑血管病领域的代表性高影响力专利家族主要与治疗设备、系统以及治疗组合物等研究相关，其专利权人多为全球业内的医疗器械或设备公司。

其中"血流恢复和血栓处理（Blood flow restoration and thrombus management）"的专利竞争力[①]最高，其专利竞争力为31.1，该专利的技术影响力也最高，达到17.3。这项专利涉及针对急性缺血性脑卒中的治疗系统、方法和设备，旨在立即恢复被血栓阻塞的血管的血流，并在重新建立血流后处理血栓本身。该专利是于2010年申请的，专利权人为Medtronic。

专利竞争力其次为"急性缺血性脑卒中的治疗方法和系统（Methods and systems for treatment of acute ischemic stroke）"，其专利竞争力为28.9。该专利涉及一种用于治疗动脉的设

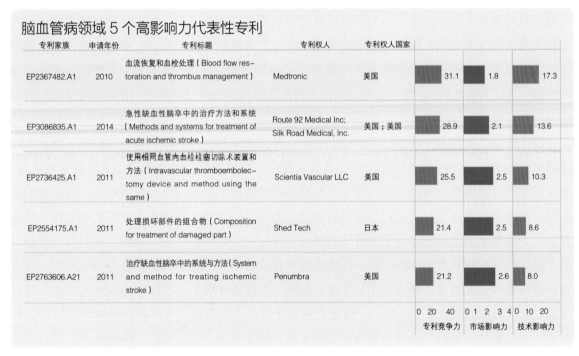

图2.1.1　全球在脑血管病领域内5个高影响力代表性专利的专利竞争力、市场影响力和技术影响力。专利数据提取截止日期为2024年6月

---

① 专利竞争力（competitive impact，CI）是一个专利（族）的"技术影响力（technology relevance, TR）"和"市场影响力（market coverage, MC）"的乘积。技术影响力指标衡量了一个专利（族）本身其技术的重要性及其对后续技术发展的影响程度。市场影响力指标则衡量了专利（族）本身所在的全球市场规模的大小和重要性。二者的乘积体现了一个专利（族）综合的竞争力大小。

性的化合物治疗认知障碍"{1-ý[-(2, 4-dimethylphenylsulfanyl)-phenyl]piperazine as a compound with combined serotonin reuptake, 5-HT3 and 5-HT1A activity for the treatment of cognitive impairment}的专利竞争力最高，其专利竞争力为44.8，其技术影响力也相对最高，为13.9。这项研究涉及一种具有联合的5-羟色胺再摄取抑制、5-HT3和5-HT1A活性的化合物，用于治疗认知障碍。这项专利是于2007年申请的，专利权人为Lundbeck。

专利竞争力其次为"缩合氨基二氢噻嗪衍生物（Condensed aminodihydrothiazine derivative）"，其专利竞争力为42.1，这项专利的市场影响力在前五项代表专利中最高，市场影响力为3.3。该专利聚焦于开发针对阿尔茨海默病病理机制的新药物，特别是通过抑制Aβ的生成来实现治疗目的。专利权人为Eisai。

"用于治疗和诊断纤维化、肿瘤侵袭、血管生成和转移的方法和组合物（Methods and compositions for treatment and diagnosis of fibrosis, tumor invasion, angiogenesis, and metastasis）"也是该领域竞争力较高的专利，其专利竞争力为37.4，这项专利涉及治疗和诊断纤维化、肿瘤侵袭、血管生成和转移的方法和组合物，专利权人为Gilead Sciences。

"亚胺噻二嗪二氧化物作为缓蚀剂的化合物，组合物及其用途（Iminothiadiazine dioxide compounds as bace inhibitors, compositions, and their use）"的专利竞争力为36.2，其市场影响力也相对较高，为3.3。这项专利涉及作为BACE抑制剂的亚胺基噻二嗪氧化物化合物研究。专利权人为Merck & Co。

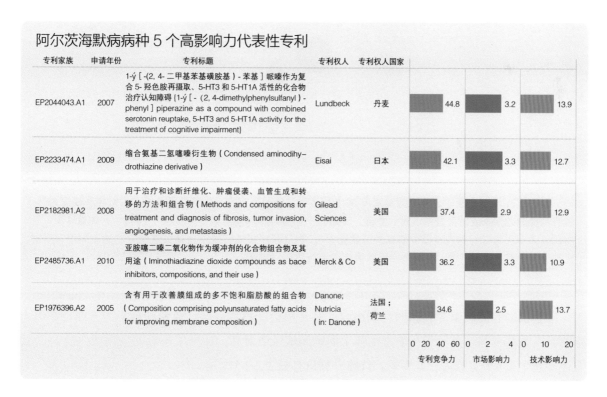

图2.2.1　全球在阿尔茨海默病领域内5个高影响力代表性专利的专利竞争力、市场影响力和技术影响力。专利数据提取截止日期为2024年6月

"含有用于改善膜组成的受不饱和脂肪酸的组合物（Composition comprising polyunsaturated fatty acids for improving membrane composition）"的专利竞争力为34.6，其技术影响力相对较高，其技术影响力为13.7。这项专利涉及用于改善细胞膜组成的包含多不饱和脂肪酸的组合物。专利权人为Danone和Nutricia。

（二）代表性专利的有效国家或地区分布

在阿尔茨海默病领域内，本小节共筛选出25个代表性专利。从这些专利的有效国家和地区分布来看，如图2.2.2所示，美国以24项专利的高覆盖率位居第一，其次是日本和中国，专利数量分别为22项和21项。美国是该领域代表性专利申请的主要目标国家，领先于其他国家或地区。

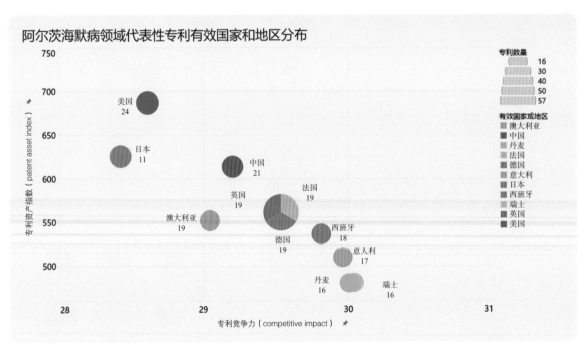

图2.2.2　全球在阿尔茨海默病领域内25个代表性高影响力专利（由专利具体影响力数据和专家遴选）的专利权有效国家或地区分布、专利数量、专利资产指数和专利竞争力（气泡大小代表专利数量多少，饼图代表该专利组合同时在饼图中的多个国家有效）。有效国家或地区展示全部代表性专利的有效国家中的代表性专利数量前十国家。专利数据提取截止日期为2024年6月

专利权的有效国家为美国的专利组合，其专利资产指数最高。在专利竞争力方面，在瑞士申请且有效的专利，其专利竞争力在前十国家和地区中最高。在阿尔茨海默病领域内的25个代表性专利中有8项专利为三方专利，具体专利信息如表2.2.1所示。

表2.2.1　全球在阿尔茨海默病领域代表性专利中的三方专利分布

专利家族	专利标题	申请年份	专利权人	市场影响力
EP2046833.A2	源抗淀粉样蛋白抗体（Humanized antibody against amyloid beta）	2007	AC Immune; Roche	3.4
EP2758433.A1	阿尔茨海默病中tau介导病程的蛋白治疗和诊断（Protein-based therapy and diagnosis of tau-mediated pathology in Alzheimer's disease）	2012	Axon Neuroscience Se	3.2
EP2831079.A1	作为mnk1和mnk2调节剂的双环杂环衍生物及其用途（Bicyclic heterocyclic derivatives as mnk1 and mnk2 modulators and uses thereof）	2013	A*STAR	3.0
EP3600364.A1	包含巨生菌属菌株的组合物及其用途（Compositions comprising a bacterial strain of the genus Megasphera and uses thereof）	2018	CJ Corporation	2.9
EP3449945.A1	含金团簇物质及其制备方法和用途（Substance containing gold cluster and preparation method and use thereof）	2017	Shenzhen Profound View Pharma Tech	2.9
EP3455204.A1	环丙酰胺类化合物作为LSD1/HDAC双抑制剂（Cyclopropyl-amide compounds as dual LSD1/HDAC inhibitors）	2017	Jubilant Pharmova	2.8
EP4066859.A1	抗trem2抗体及其使用方法（Anti-trem2 antibodies and methods of use thereof）	2015	Alector	2.7
EP3060913.A2	阿尔茨海默病和其他神经退行性疾病的生物标志物和诊断方法（Biomarkers and diagnostic methods for Alzheimer's disease and other neurodegenerative disorders）	2014	Nanosomix Inc	2.0

（三）专利权人

阿尔茨海默病领域代表性专利的专利权人机构如表2.2.2所示。该领域代表性专利的专利权人以企业和研究机构为主，尤其是企业。Roche是本领域专利数量排名第一的专利权人，其专利数量为2项，并且该机构的专利资产指数在所有专利权人中位居第一，但专利竞争力相对较低。该机构是一家全球性的制药和诊断公司，致力于研发和生产创新药物和医疗诊断产品。

其他专利权人的专利数量均为1项，其中Lundbeck和Eisai在所有专利权人中专利竞争力最高，专利竞争力均超过了40，其所拥有的专利分别为图2.2.3中专利竞争力排名前二的专利。Lundbeck是一家专注于发现和开发脑部疾病创新治疗方案的全球制药公司。Eisai是一家日本的制药公司，主要从事药物研发和销售，其产品覆盖多个治疗领域，包括肿瘤学和神经病学。国外专利权人为高校的是University of Zurich和A*STAR，其专利竞争力分别为32.7和23.8，其中专利权人为University of Zurich的相关专利为提供疾病特异性的方法结合分子和靶标。专利权人为A*STAR的相关专利研究涉及双环杂环衍生物作为MNK1和MNK2调节剂及其用途。

专利权人来自中国的机构有深圳深见医药科技有限公司（Shenzhen Profound View Pharma Tech）、中国科学院（Chinese Academy of Sciences）和深圳先进技术研究院［Shenzhen Institute of Advanced Technology（in: CAS）］，其中中科院和深圳先进院为同一项专利的专利权人。其研发专利聚焦于一种用于异常大脑连接性的预测系统、方法和设备，以及可读取的存储介质。深圳深见医药科技有限公司（Shenzhen Profound View Pharma Tech）相关专利涉及含有金簇的化合物及其制备方法和用途。

表2.2.2　全球在阿尔茨海默病领域代表性专利的专利权人机构分布及其专利数量、专利竞争力和专利资产指数

专利权人	专利权人国家	专利权人类型	专利数量	专利竞争力	专利资产指数
Roche	瑞士	企业	2	25.1	50
Lundbeck	丹麦	企业	1	44.8	45
Eisai	日本	企业	1	42.1	42
Gilead Sciences	美国	企业	1	37.4	37
Merck & Co	美国	企业	1	36.2	36
Nutricia（in: Danone）	荷兰	企业	1	34.6	35
Danone	法国	企业	1	34.6	35
University of Zurich	瑞士	高校	1	32.7	33
Axon Neuroscience Se	斯洛伐克	企业	1	29.5	29
Alector	美国	企业	1	28.8	29
CJ Corporation	韩国	企业	1	28.5	29
Novartis	美国	企业	1	27.7	28
Asceneuron	瑞士	企业	1	27.3	27
Antecip Bioventures II	美国	企业	1	26.7	27
AC Immune	瑞士	企业	1	26.4	26
Eli Lilly	美国	企业	1	25.7	26
Shenzhen Profound View Pharma Tech	中国	企业	1	25.3	25
JCR Pharma	日本	企业	1	24.6	25
Opna Bio Sa	瑞士	企业	1	24.5	24
Jubilant Pharmova	印度	企业	1	24.1	24
A*STAR	新加坡	研究机构	1	23.8	24
Chinese Academy of Sciences	中国	研究机构	1	23.7	24
Shenzhen Institute of Advanced Technology（in: CAS）	中国	研究机构	1	23.7	24
EnerSys	美国	企业	1	23.3	23
Takeda Pharma	日本	企业	1	23.3	23
Merck KgaA	德国	企业	1	23.2	23
Nanosomix Inc	美国	企业	1	23.0	23
Proteome Sciences	美国	企业	1	22.8	23

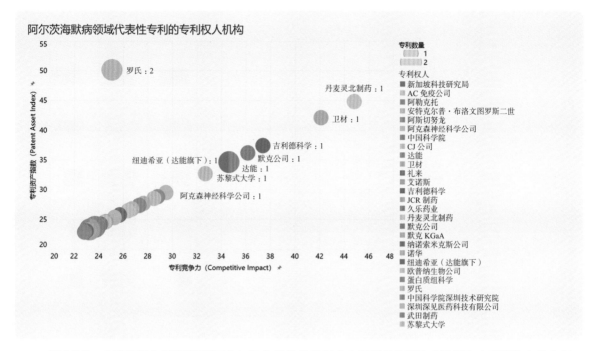

图2.2.3　全球在阿尔茨海默病领域内25个代表性专利（由专利具体影响力数据和专家遴选）的专利权人机构分布及其专利数量、专利资产指数和专利竞争力（气泡大小代表专利数量多少，饼图代表该专利组合同时被饼图中的多个专利权人持有）。专利数据提取截止日期为2024年6月

三、帕金森病

（一）高影响力专利

全球在帕金森病领域专利竞争力前五的代表性专利家族如图2.3.1所示。这五项代表性高影响力专利涉及药物输送技术、创新治疗、新型化合物及蛋白激酶调节剂的发现等研究，其专利权人主要为日韩的大型跨国集团公司下的生物科技公司，也包括食品健康行业的公司。

其中专利"液体药物皮下输送装置（Device for subcutaneous delivery of fluid medicament）"的专利竞争力最高，其专利竞争力为68.4，其技术影响力也相对最高，为21.2。这项专利是于2018年申请的，涉及一种改进的设备，用于将液体药物输送到用户的皮下组织。该设备适用于帕金森病等中枢神经系统疾病患者，优于传统的输液设备。专利权人为MCG Group和XPEQT。

专利竞争力其次为"控制震颤的装置和方法（Devices and methods for controlling tremor）"，其专利竞争力为55.5。该专利涉及使用外周神经刺激器来刺激外周神经，治疗特发性震颤、帕金森震颤和其他形式的震颤。专利权人为Cala Health。

"用于抑制酪氨酸激酶活性的新型融合嘧啶衍生物（Novel fused pyrimidine derivatives for inhd3ition of tyrosine kinase activity）"的专利竞争力为44.4，其市场影响力也相对较高，为3.4。这项专利涉及一种具有酪氨酸激酶抑制活性的新型稠合嘧啶衍生物，以及包含该衍生物的药物组合物，用于预防或治疗癌症、肿瘤、炎症性疾病、自身免疫病或免疫介导性疾病。专利权人

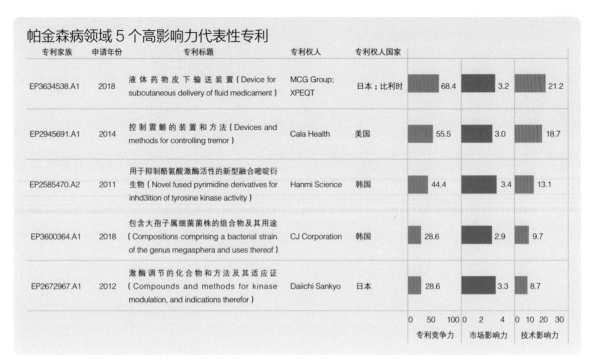

帕金森病领域5个高影响力代表性专利

专利家族	申请年份	专利标题	专利权人	专利权人国家	专利竞争力	市场影响力	技术影响力
EP3634538.A1	2018	液体药物皮下输送装置（Device for subcutaneous delivery of fluid medicament）	MCG Group; XPEQT	日本；比利时	68.4	3.2	21.2
EP2945691.A1	2014	控制震颤的装置和方法（Devices and methods for controlling tremor）	Cala Health	美国	55.5	3.0	18.7
EP2585470.A2	2011	用于抑制酪氨酸激酶活性的新型融合嘧啶衍生物（Novel fused pyrimidine derivatives for inhd3ition of tyrosine kinase activity）	Hanmi Science	韩国	44.4	3.4	13.1
EP3600364.A1	2018	包含大孢子属细菌菌株的组合物及其用途（Compositions comprising a bacterial strain of the genus megasphera and uses thereof）	CJ Corporation	韩国	28.6	2.9	9.7
EP2672967.A1	2012	激酶调节的化合物和方法及其适应证（Compounds and methods for kinase modulation, and indications therefor）	Daiichi Sankyo	日本	28.6	3.3	8.7

图2.3.1 全球在帕金森病领域内5个高影响力代表性专利的专利竞争力、市场影响力和技术影响力。专利数据提取截止日期为2024年6月

为Hanmi Science。

"包含大孢子属细菌菌株的组合物及其用途（Compositions comprising a bacterial strain of the genus megasphera and uses thereof）"也是该领域竞争力较高的专利，其专利竞争力为28.6，这项专利涉及用于治疗和预防神经退行性疾病的包含Megasphera属细菌菌株的组合物。专利权人为CJ Corporation。

"激酶调节的化合物和方法及其适应证（Compounds and methods for kinase modulation, and indications therefor）"的专利竞争力为28.6，这项专利涉及对蛋白激酶具有活性的化合物及此类化合物的制造和使用方法。专利权人为Daiichi Sankyo。

（二）代表性专利的有效国家或地区分布

在帕金森病领域内，本小节共筛选出26个代表性专利。从这些专利的有效国家和地区分布来看，如图2.3.2所示，中国和美国以共同拥有25项专利的高覆盖率位居第一，其次是日本、加拿大、澳大利亚、英国、法国和德国，日本的专利数量为24项，其他国家的专利数量均为20项。中国和美国是该领域专利申请的主要目标国家，领先于其他国家或地区。

专利权的有效国家为中国和美国的专利组合，其专利资产指数相对较高。在专利竞争力方面，在意大利申请且有效的专利，其平均专利竞争力在前十国家和地区中最高。在帕金森病领域内的26个代表性专利中有12项专利为三方专利，具体专利信息如表2.3.1所示。

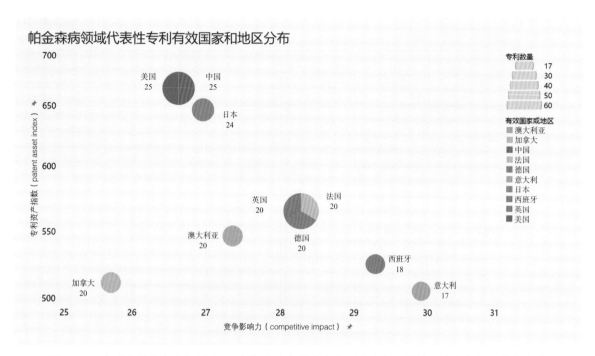

图2.3.2　全球在帕金森病领域内26个代表性高影响力专利（由专利具体影响力数据和专家遴选）的专利权有效国家或地区分布、专利数量、专利资产指数和专利竞争力（气泡大小代表专利数量多少，饼图代表该专利组合同时在饼图中的多个国家有效）。有效国家或地区展示全部代表性专利的有效国家中的代表性专利数量前十国家。专利数据提取截止日期为2024年6月

表2.3.1　全球在帕金森病领域代表性专利中的三方专利分布

专利家族	专利标题	申请年份	专利权人	市场影响力
EP2685986.A2	葡萄糖神经酰胺合成酶抑制剂（Glucosylcer-amide synthase inhibitors）	2012	Sanofi	3.4
EP3426653.A1	用于诊断和治疗的双环化合物（Bicyclic compounds for diagnosis and therapy）	2017	AC Immune	3.2
EP3634538.A1	液体药物皮下输送装置（Device for subcu-taneous delivery of fluid medicament）	2018	MCG Group; XPEQT	3.2
EP2152709.A1	吗啡类化合物（Morphinan compounds）	2008	Sun Pharma	3.1
EP2945691.A1	控制震颤的装置和方法（Devices and meth-ods for controlling tremor）	2014	Cala Health	3.0
EP3600364.A1	包含巨生菌属菌株的组合物及其用途（Com-positions comprising a bacterial strain of the genus Megasphera and uses thereof）	2018	CJ Corporation	2.9
EP2773748.A1	植入中脑多巴胺神经元（Midbrain dopa-mine（da）neurons for engraftment）	2012	Sloan-Kettering	2.9
EP3449945.A1	含金团簇物质及其制备方法和用途（Sub-stance containing gold cluster and prepara-tion method and use thereof）	2017	Shenzhen Profound View Pharma Tech	2.9

续　表

专利家族	专利标题	申请年份	专利权人	市场影响力
EP3455204.A1	环丙酰胺类化合物作为SD1/HDAC双抑制剂（Cyclopropyl-amide compounds as dual lSD1/HDAC inhibitors）	2017	Jubilant Pharmova	2.8
EP3692158.A1	溶酶体疾病的基因治疗（Gene therapies for lysosomal disorders）	2018	Eli Lilly	2.6
EP3215191.A2	AADC多核苷酸用于治疗帕金森病（AADC polynucleotides for the treatment of Parkinson's disease）	2015	Voyager Therapeutics	2.4
EP4018202.A1	神经黑色素敏感MRI评估帕金森病（Neuromelanin-sensitive MRI for assessing Parkinson's disease）	2020	Columbia University; Human Bioscience; Mental Health Res Foundation; Research Foundation for Mental Hygiene, Inc.; Terran Biosciences	2.2

（三）专利权人

帕金森病领域代表性专利的专利权人机构如表2.3.2所示，该领域的专利权人主要为企业类专利权人。Arvinas是本领域专利数量排名第一的专利权人，专利数量为2项，其专利资产指数在所有专利权人中位居前列。该机构是一家专注于开发基于蛋白质降解的新药的生物技术公司。

其他专利权人的专利数量均为1项。其中MCG Group和XPEQT的专利资产指数和专利竞争力最高，专利竞争力为68.4。专利权人为高校的是哥伦比亚大学（Columbia University），其专利竞争力为12.7，该专利权人的相关专利涉及用于评估帕金森病的神经黑色素敏感磁共振成像。专利权人来自中国的机构有深圳深见医药科技有限公司（Shenzhen Profound View Pharma Tech），该项专利涉及含金簇的物质的医药用途及其制备方法和用途，专利竞争力为25.3（图2.3.3）。

表2.3.2　全球在帕金森病领域代表性专利的专利权人机构分布及其专利数量、专利竞争力和专利资产指数

专利权人	专利权人国家	专利权人类型	专利数量	专利竞争力	专利资产指数
Arvinas	美国	企业	2	21.1	42
XPEQT	比利时	企业	1	68.4	68
MCG Group	日本	企业	1	68.4	68
Cala Health	美国	企业	1	55.5	55
Hanmi Science	韩国	企业	1	44.4	44
CJ Corporation	韩国	企业	1	28.6	29
Daiichi Sankyo	日本	企业	1	28.6	29
Novartis	美国	企业	1	27.8	28

专利权人	专利权人国家	专利权人类型	专利数量	专利竞争力	专利资产指数
Roche	瑞士	企业	1	27.0	27
Voyager Therapeutics	美国	企业	1	26.8	27
Sloan-Kettering	美国	企业	1	26.4	26
Sanofi	法国	企业	1	25.7	26
Shenzhen Profound View Pharma Tech	中国	企业	1	25.3	25
Opna Bio Sa	瑞士	企业	1	24.4	24
Sun Pharma	印度	企业	1	23.3	23
BioArctic	瑞典	企业	1	22.9	23
Jubilant Pharmova	印度	企业	1	22.7	23
EnerSys	美国	企业	1	22.1	22
Takeda Pharma	日本	企业	1	22.1	22
Eli Lilly	美国	企业	1	21.8	22
Mass General Brigham	美国	企业	1	20.9	21
Oscotec	韩国	企业	1	20.9	21
AC Immune	瑞士	企业	1	19.7	20
Intra-Cellular Therapies	美国	企业	1	18.6	19
Origenis Gmbh	德国	企业	1	17.6	18
Originis	德国	企业	1	17.6	18
Merck & Co	美国	企业	1	17.5	17
Mental Health Res Foundation	美国	企业	1	12.7	13
Research Foundation for Mental Hygiene, Inc.	美国	企业	1	12.7	13
Terran Biosciences	美国	企业	1	12.7	13
Columbia University	美国	高校	1	12.7	13
Human Bioscience	美国	企业	1	12.7	13

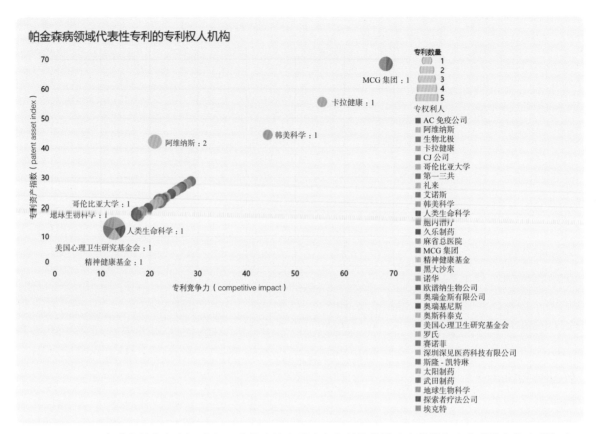

图2.3.3 全球在帕金森病领域内26个代表性专利（由专利具体影响力数据和专家遴选）的专利权人机构分布及其专利数量、专利资产指数和专利竞争力（气泡大小代表专利数量多少，饼图代表该专利组合同时被饼图中的多个专利权人持有）。专利数据提取截止日期为2024年6月

四、癫痫

（一）高影响力专利

全球在癫痫领域专利竞争力前五的代表性专利家族如图2.4.1所示。这5项代表性高影响力专利家族涵盖了药物发现、外科手术工具的开发等多个方面，其专利权人多为生物科技或制药公司。

其中"大麻素在治疗癫痫中的应用（Use of cannabinoids in the treatment of epilepsy）"的专利竞争力最高，其专利竞争力为53.0，其技术影响力也最高，达到23.5。这项专利涉及使用大麻二酚（CBD）治疗失张力发作癫痫研究。该专利是于2014年申请的，专利权人为Jazz Pharmaceuticals Research UK。

专利竞争力其次的专利家族为"具有自动可重构关节末端执行器的手术器械（Surgical instrument with automatically reconfigurable articulating end effector）"，其专利竞争力为45.0。该专利涉及带有自动可重构铰接末端执行器的手术器械。专利权人为Johnson & Johnson。

"大麻素在治疗癫痫中的应用（Use of cannabinoids in the treatment of epilepsy）"和"使用大麻二酚治疗局灶性癫痫发作的德拉韦综合征（Use of cannabidiol for the treatment of focal seizures in Dravet syndrome）"也是该领域竞争力较高的专利，其专利竞争力分别为44和37.2，这两项专利均涉及大麻二酚在治疗癫痫中的应用研究，专利权人均为Jazz Pharmaceuticals。

"3,3 二取代的19-不孕烷化合物、组合物及其用途（3,3 disubstituted 19-nor pregnane compounds, compositions, and uses thereof）"的专利竞争力为27.1，其市场影响力相对较高，该专利的市场影响力为3.0。该专利主要涉及3,3-二取代的19-去甲孕烷类化合物及其用途。专利权人为Sage Therapeutics。

癫痫领域五个高影响力代表性专利

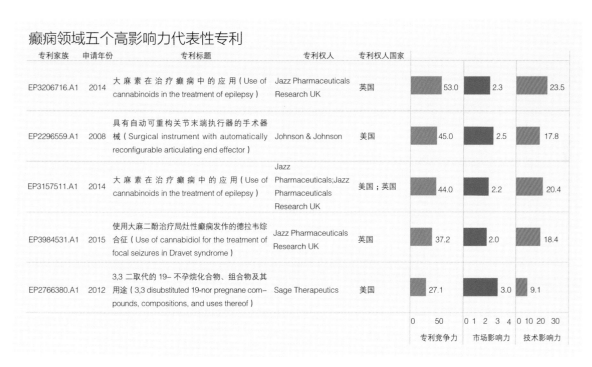

专利家族	申请年份	专利标题	专利权人	专利权人国家	专利竞争力	市场影响力	技术影响力
EP3206716.A1	2014	大麻素在治疗癫痫中的应用（Use of cannabinoids in the treatment of epilepsy）	Jazz Pharmaceuticals Research UK	英国	53.0	2.3	23.5
EP2296559.A1	2008	具有自动可重构关节末端执行器的手术器械（Surgical instrument with automatically reconfigurable articulating end effector）	Johnson & Johnson	美国	45.0	2.5	17.8
EP3157511.A1	2014	大麻素在治疗癫痫中的应用（Use of cannabinoids in the treatment of epilepsy）	Jazz Pharmaceuticals;Jazz Pharmaceuticals Research UK	美国；英国	44.0	2.2	20.4
EP3984531.A1	2015	使用大麻二酚治疗局灶性癫痫发作的德拉韦综合征（Use of cannabidiol for the treatment of focal seizures in Dravet syndrome）	Jazz Pharmaceuticals Research UK	英国	37.2	2.0	18.4
EP2766380.A1	2012	3,3 二取代的19-不孕烷化合物、组合物及其用途（3,3 disubstituted 19-nor pregnane compounds, compositions, and uses thereof）	Sage Therapeutics	美国	27.1	3.0	9.1

图2.4.1 全球在癫痫领域内五个代表性高影响力专利的专利竞争力、市场影响力和技术影响力。专利数据提取截止日期为2024年6月

（二）代表性专利的有效国家或地区分布

在癫痫领域内，本小节共筛选出27个代表性高影响力专利。从这些专利的有效国家和地区分布来看，如图2.4.2所示，美国以26项专利的高覆盖率位居第一，其次是日本、澳大利亚和加拿大，专利数量分别为25项、23项和21项。这些国家是该领域代表性专利申请的主要目标国家，其专利数量显著领先于其他国家或地区。

专利权的有效国家为美国的专利，其资产指数相对较高。在专利竞争力方面，专利权有效国家为法国的专利，其平均专利竞争力高于其他国家，但由于其专利数量较小，所以整个专利组合的资产指数较低。在癫痫领域内的27个代表性专利中有18项专利为三方专利，具体专利信息如表2.4.1所示。

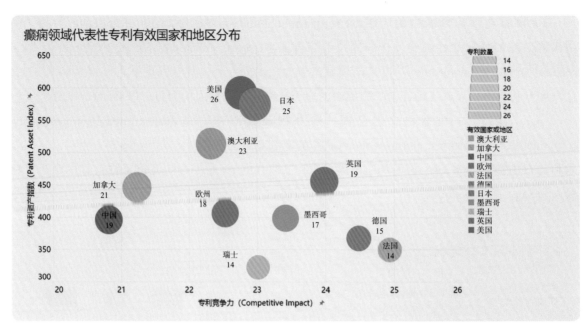

图2.4.2 全球在癫痫领域内27个代表性高影响力专利（由专利具体影响力数据和专家遴选）的专利权有效国家或地区分布、专利数量、专利资产指数和专利竞争力（气泡大小代表专利数量多少）。有效国家或地区展示全部代表性专利的有效国家中的代表性专利数量前十国家。专利数据提取截止日期为2024年6月

表2.4.1 全球在癫痫领域代表性专利中的三方专利分布

专利家族	专利标题	申请年份	专利权人	市场影响力
EP2185589.A2	免疫球蛋白恒定区fc受体结合剂（Immunoglobulin constant region fc receptor binding agents）	2008	Gliknik Inc; Univ. System of Maryland	3.3
EP3673080.A1	用于治疗疾病的反义低聚物（Antisense oligomers for treatment of conditions and diseases）	2018	Stoke Therapeutics Inc	3.1
EP3261640.A1	治疗疾病的5-HT受体激动剂（5-HT agonists for treating disorders）	2016	University of California	3.1
EP3129369.A1	环丙胺化合物及其用途（Cyclopropanamine compound and use thereof）	2015	EnerSys; Takeda Pharma	3.0
EP3763361.A1	大麻二酚用于治疗癫痫［Cannabidivarin（CBDV）for use in the treatment of epilepsy］	2010	Jazz Pharmaceuticals	3.0
EP2766380.A1	3,3取代的19-不孕烷化合物、组合物及其用途（3,3 disubstituted 19-nor pregnane compounds, compositions, and uses thereof）	2012	Sage Therapeutics	3.0
EP3735229.A1	含有大麻素的药物组合物（Pharmaceutical composition comprising a cannabinoid）	2018	Jazz Pharmaceuticals	2.9
EP3675852.A1	治疗中枢神经系统疾病（Treatment of CNS conditions）	2018	Takeda Pharma	2.7

专利家族	专利标题	申请年份	专利权人	市场影响力
EP3821885.A1	一种含有植物大麻素和大麻二酚的药物组合物〔A pharmaceutical composition comprising the phytocannabinoids cannabidivarin (CBDV) and cannabidiol (CBD)〕	2011	Jazz Pharmaceuticals	2.7
EP2661263.A1	植物大麻素大麻二酚与标准抗癫痫药物联合治疗癫痫〔Use of the phytocannabinoid cannabidiol (CBD) in combination with a standard anti-epileptic drug (SAED) in the treatment of epilepsy〕	2011	Jazz Pharmaceuticals	2.7
EP2887944.A2	治疗癫痫或癫痫持续状态的方法（Methods of treating epilepsy or tatus epilepticus）	2013	Sage Therapeutics	2.7
EP4017345.A1	基于脑电图非线性变化的癫痫检验系统和疗法〔Systems and methods for seizure detection based on changes in electroencephalogram (EEG) non-linearities〕	2020	Advanced Global Clinical Solutions	2.6
EP4030998.A1	预测和检测癫痫发作的系统和方法（Systems and methods for seizure prediction and detection）	2019	Cerebel; Ceribell	2.4
EP3206716.A1	大麻素在治疗癫痫中的应用（Use of cannabinoids in the treatment of epilepsy）	2014	Jazz Pharmaceuticals Research UK	2.3
EP3993780.A1	大麻提取物用于治疗动物疼痛癌症和癫痫（Hemp extract for treatment of pain, cancer and epilepsy in animals）	2020	Portland Technology Holdings LLC	2.2
EP4059522.A1	静脉注射加那洛酮制剂及其治疗癫痫持续状态和其他癫痫性疾病中的应用（Intravenous ganaxolone formulations and their use in treating status epilepticus and other seizure disorders）	2016	Marinus Pharma	2.1
EP3984531.A1	使用大麻二酚治疗局灶性癫痫发作的德拉韦综合征（Use of cannabidiol for the treatment of focal seizures in Dravet syndrome）	2015	Jazz Pharmaceuticals Research UK	2.0
EP3478272.A1	大麻素配方（Cannabinoid formulations）	2016	Jazz Pharmaceuticals	1.8

（三）专利权人

癫痫领域代表性专利的专利权人机构分布如表2.4.2所示，该领域的专利权人以企业和高校为主，尤其是企业。Jazz Pharmaceuticals是本领域专利数量排名第一的专利权人，其专利数量为8项，该机构的专利资产指数位居第一。这些专利主要研究大麻类化合物在治疗癫痫方面的应用。其次是Jazz Pharmaceuticals Research UK、Sage Therapeutics和Takeda Pharma，这些机构都是专注于生物制药和创新药物的企业，其专利数量分别为4项、2项和2项。其他机构的专利数量为1项。

专利权人来自中国的机构有浙江大学（Zhejiang University），有1项该领域代表性专利。这项专利是在2021年申请的，涉及实时癫痫发作检测和监测用于癫痫的视频脑电图检查的系统（图2.4.3）。

从专利资产指数和专利竞争力来看，专利权人为国外企业的专利在专利资产指数和专利竞争力表现较为突出，其中Johnson & Johnson机构拥有专利的竞争影响力表现最为突出，专利竞争力为45.0。Johnson & Johnson是一家全球性的医疗保健公司，业务包括消费品、医疗器械及制药产品。国外专利权人为高校的有Univ. System of Maryland、University of Antwerp、KU Leuven和University of California，其专利竞争力分别为25.3、15.0和23.6。其中专利权人为Univ. System of Maryland的专利涉及使用重组和（或）生化方法创建的免疫活性仿生物质作为静脉注射免疫球蛋白（IVIG）替代品，专利权人为KU Leuven和University of Antwerp的专利为用于治疗 Dravet 综合征的芬氟拉明（fenfluramine），专利权人为University of California的专利聚焦于用于治疗疾病的5-HT受体激动剂。

表2.4.2 全球在癫痫领域代表性专利的专利权人机构分布及其专利数量、专利竞争力和专利资产指数

专利权人	专利权人国家	专利权人类型	专利数量	专利竞争力	专利资产指数
Jazz Pharmaceuticals	美国	企业	8	23.1	185
Jazz Pharmaceuticals Research UK	英国	企业	4	37.8	151
Sage Therapeutics	美国	企业	2	20.1	40
Takeda Pharma	日本	企业	2	15.7	31
Johnson & Johnson	美国	企业	1	45.0	45
Gliknik Inc	美国	企业	1	25.3	25
Univ. System of Maryland	美国	高校	1	25.3	25
University of California	美国	高校	1	23.6	24
Stoke Therapeutics Inc	美国	企业	1	18.1	18
Advanced Global Clinical Solutions	美国	企业	1	17.8	18
SK Inc	韩国	企业	1	17.7	18
Marinus Pharma	美国	企业	1	17.3	17
Cerebel	美国	企业	1	17.2	17
Ceribell	美国	企业	1	17.2	17
Zhejiang University	中国	高校	1	17.0	17
EnerSys	美国	企业	1	15.6	16
Autifony Therapeutics Limited	英国	企业	1	15.5	16
GlaxoSmithKline	英国	企业	1	15.5	16
Portland Technology Holdings LLC	美国	企业	1	15.4	15
University of Antwerp	德国	高校	1	15.0	15
KU Leuven	比利时	企业	1	15.0	15

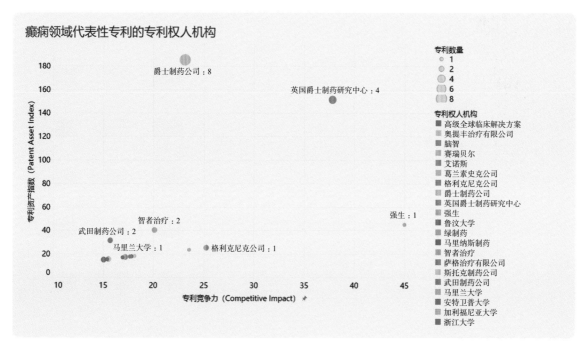

图2.4.3　全球在癫痫领域内27个代表性高影响力专利（由专利具体影响力数据和专家遴选）的专利权人机构分布及其专利数量、专利资产指数和专利竞争力（气泡大小代表专利数量多少，饼图代表该专利组合同时在饼图中的多个专利权人有效）。专利数据提取截止日期为2024年6月

五、肌萎缩侧索硬化

（一）高影响力专利

全球在肌萎缩侧索硬化领域专利竞争力前五的代表性专利如图2.5.1所示。这五项代表性高影响力专利家族涵盖了基因治疗和药物治疗，以改善肌萎缩侧索硬化的症状、减缓疾病进展或改善患者的身体功能等相关研究，其专利权人主要是全球性生物技术或医药公司。

"治疗肌萎缩侧索硬化的成分及方法 [Compositions and methods of treating Amyotrophic Lateral Sclerosis（ALS）]"是该领域代表性专利中的专利竞争力位居前二的两项专利，专利竞争力分别为23.0和22.7。两项专利均与使用腺相关病毒载体编码小干扰RNA（siRNA）分子来治疗肌萎缩侧索硬化研究相关。专利权人均为Voyager Therapeutics。

专利竞争力其次的是"肌萎缩侧索硬化及相关疾病的治疗（Treatment of Amyotrophic Lateral Sclerosis and related disorders）"，其专利竞争力为19.6，这项专利涉及治疗肌萎缩侧索硬化及其相关疾病的方法和组合物，专利权人为Amylyx。

"肌萎缩侧索硬化和（或）额颞叶变性的治疗材料和方法（Materials and methods for treatment of Amyotrophic Lateral Sclerosis and/or frontal temporal lobular degeneration）"的专利竞争力为18.3，其技术影响力在五项高影响力代表专利中最为突出，为12.0。这项专利涉及肌萎

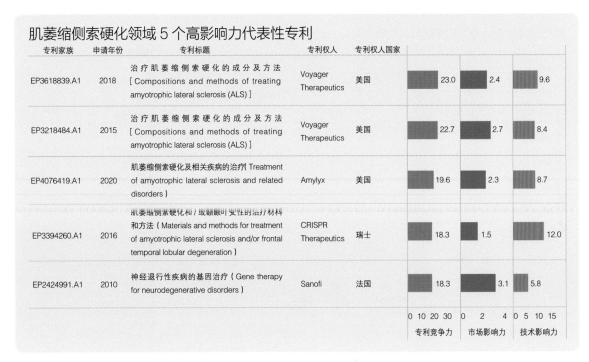

肌萎缩侧索硬化领域 5 个高影响力代表性专利

专利家族	申请年份	专利标题	专利权人	专利权人国家	专利竞争力	市场影响力	技术影响力
EP3618839.A1	2018	治疗肌萎缩侧索硬化的成分及方法 [Compositions and methods of treating amyotrophic lateral sclerosis (ALS)]	Voyager Therapeutics	美国	23.0	2.4	9.6
EP3218484.A1	2015	治疗肌萎缩侧索硬化的成分及方法 [Compositions and methods of treating amyotrophic lateral sclerosis (ALS)]	Voyager Therapeutics	美国	22.7	2.7	8.4
EP4076419.A1	2020	肌萎缩侧索硬化及相关疾病的治疗（Treatment of amyotrophic lateral sclerosis and related disorders)	Amylyx	美国	19.6	2.3	8.7
EP3394260.A1	2016	肌萎缩侧索硬化和 / 或额颞叶变性的治疗材料和方法（Materials and methods for treatment of amyotrophic lateral sclerosis and/or frontal temporal lobular degeneration)	CRISPR Therapeutics	瑞士	18.3	1.5	12.0
EP2424991.A1	2010	神经退行性疾病的基因治疗（Gene therapy for neurodegenerative disorders)	Sanofi	法国	18.3	3.1	5.8

图 2.5.1　全球在肌萎缩侧索硬化领域内 5 个高影响力代表性专利的专利竞争力、市场影响力和技术影响力。专利数据提取截止日期为 2024 年 6 月

缩侧索硬化和（或）额颞叶变性的治疗材料和方法。专利权人为 CRISPR Therapeutics。

"神经退行性疾病的基因治疗（Gene therapy for neurodegenerative disorders）"的专利竞争力为18.3，其市场影响力在5项高影响力代表专利中最高，为3.1。这项专利涉及神经退行性疾病的基因治疗。专利权人为 Sanofi。

（二）代表性专利的有效国家或地区分布

在肌萎缩侧索硬化领域内，本小节共筛选出13个代表性专利。从这些专利的有效国家和地区分布来看，如图2.5.2所示，日本以13项专利的全覆盖率位居第一，其次是美国、中国和欧洲，专利数量分别为12项、11项和11项。这些国家是该领域代表性专利申请的主要目标国家，领先于其他国家或地区。

专利权的有效国家为日本的专利组合，其专利资产指数相对较高。在专利竞争力方面，在加拿大申请且有效的专利组合，其平均专利竞争力在前十国家和地区中最高。在肌萎缩侧索硬化领域内的13个代表性专利中有11项专利为三方专利，具体专利信息如表2.5.1所示。

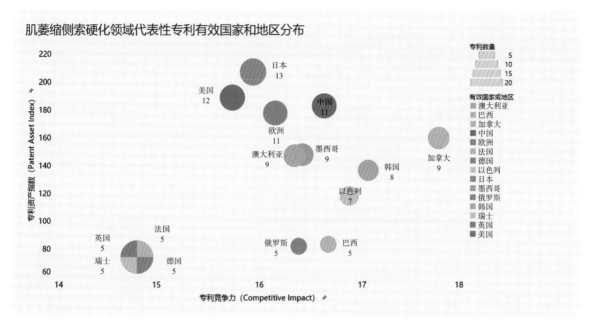

图2.5.2　全球在肌萎缩侧索硬化领域内13个代表性高影响力专利（由专利具体影响力数据和专家遴选）的专利权有效国家或地区分布、专利数量、专利资产指数和专利竞争力（气泡大小代表专利数量多少，饼图代表该专利组合同时在饼图中的多个国家有效）。有效国家或地区展示全部代表性专利的有效国家中的代表性专利数量前十国家。专利数据提取截止日期为2024年6月

表2.5.1　全球在肌萎缩侧索硬化领域代表性专利中的三方专利分布

专利家族	专利标题	申请年份	专利权人	市场影响力
EP3126499.A2	调节sod-1表达的合成物（Compositions for modulating sod-1 expression）	2015	Biogen	3.2
EP2424991.A1	神经退行性疾病的基因治疗（Gene therapy for neurodegenerative disorders）	2010	Sanofi	3.1
EP3518667.A1	c9orf72位点有六核苷酸重复扩增的非人类动物（Non-human animals having a hexanucleotide repeat expansion in a c9orf72 locus）	2017	Regencron	2.9
EP3875085.A1	口服依达拉奉（Edaravone suspension for oral administration）	2019	MCG Group	2.8
EP3218484.A1	治疗肌萎缩侧索硬化的成分和方法〔Compositions and methods of treating Amyotrophic Lateral Sclerosis（ALS）〕	2015	Voyager Therapeutics	2.7
EP2906258.A2	调节c9orf72表达的组合物（Compositions for modulating c9orf72 expression）	2013	Ionis Pharma	2.7
EP3618839.A1	治疗肌萎缩侧索硬化的成分及方法〔Compositions and methods of treating Amyotrophic Lateral Sclerosis（ALS）〕	2018	Voyager Therapeutics	2.4

续 表

专利家族	专利标题	申请年份	专利权人	市场影响力
EP3701030.A1	神经退行性疾病的基因治疗（Gene therapies for neurodegenerative disease）	2018	Eli Lilly	2.3
EP4076419.A1	肌萎缩侧索硬化及相关疾病的治疗（Treatment of Amyotrophic Lateral Sclerosis and related disorders）	2020	Amylyx	2.3
EP3227330.A1	用于治疗神经退行性疾病的Tdp-43结合肽（Tdp-43-Binding polypeptides useful for the treatment of neurodegenerative diseases）	2014	Laval University	2.2
EP3965780.A2	寡核苷酸组合物及其使用方法（Oligonucleotide compositions and methods of use thereof）	2020	Wave Life Sciences	2.0

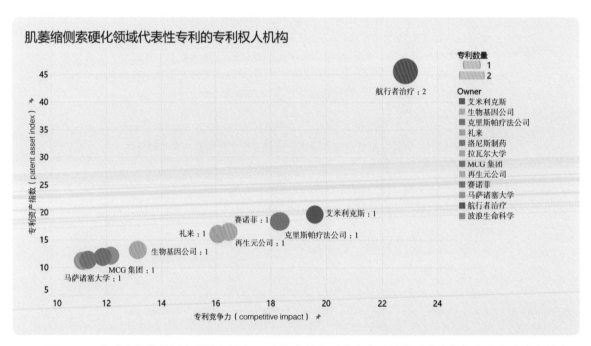

图2.5.3　全球在肌萎缩侧索硬化领域内13个代表性专利（由专利具体影响力数据和专家遴选）的专利权人机构分布及其专利数量、专利资产指数和专利竞争力（气泡大小代表专利数量多少）。专利数据提取截止日期为2024年6月

（三）专利权人

由表2.5.2所示的肌萎缩侧索硬化领域代表性专利的专利权人机构来看，该领域的专利权人以企业为主，仅有两家高校。其中，Voyager Therapeutics是本领域专利数量排名第一的专利权人，其专利数量为2项，并且该机构的专利资产指数和专利竞争力在所有专利权人最为突出。Voyager Therapeutics是一家致力于推进神经遗传药物的生物技术公司。

其他机构的专利数量均为1项，其中Amylyx在所有专利权人中专利资产指数和专利竞争力位居第二，其专利竞争力为19.6。Amylyx是一家专注于开发用于治疗肌萎缩性侧索硬化症，阿尔茨海默病和其他神经退行性疾病的新疗法的制药公司。国外专利权人为高校的有Laval University和University of Massachusetts，其专利竞争力分别为13.1和11.1。专利权人为Laval University的专利涉及用于治疗神经退行性疾病的TDP-43结合多肽。专利权人为University of Massachusetts的专利涉及基于RAAV的组合物及治疗肌萎缩侧索硬化的方法（图2.5.3）。

表2.5.2　全球在肌萎缩侧索硬化领域代表性专利的专利权人机构分布及其专利数量、专利竞争力和专利资产指数

专利权人	专利权人国家	专利权人类型	专利数量	专利竞争力	专利资产指数
Voyager Therapeutics	美国	企业	2	22.8	46
Amylyx	美国	企业	1	19.6	20
CRISPR Therapeutics	瑞士	企业	1	18.3	18
Sanofi	法国	企业	1	18.3	18
Regeneron	美国	企业	1	16.5	16
Eli Lilly	美国	企业	1	16.1	16
Biogen	美国	企业	1	13.2	13
Laval University	加拿大	高校	1	13.1	13
Wave Life Sciences	新加坡	企业	1	12.1	12
MCG Group	日本	企业	1	11.8	12
Ionis Pharma	美国	企业	1	11.3	11
University of Massachusetts	美国	高校	1	11.1	11

六、重症肌无力

（一）高影响力专利

全球在重症肌无力领域专利竞争力前五的代表性专利如图2.6.1所示。重症肌无力领域的五项代表性高影响力专利涵盖了药物治疗、生物制剂开发及特定生物标志靶向等多个方面，其专利权人主要是生物技术或医药公司，也包括一家非盈利协会机构。

"重症肌无力的治疗方法（Method of treating myasthenia gravis）"在5项高影响力专利中的专利竞争力最高，达到5.6，其市场影响力和技术影响力分别为2.8和2.0。该专利涉及结合补体蛋白C5的药剂在治疗与不适当的补体激活相关的疾病，特别是治疗重症肌无力中的应用。专利权人为Akari Therapeutics和Medtronic。

专利竞争力其次的为"齐鲁普兰治疗神经系统疾病（Neurological disease treatment with zilucoplan）"，其专利竞争力为4.4，但其市场影响力在前五代表性专利中相对较低。该专利为提供C5补体抑制剂治疗重症肌无力（包括全身性重症肌无力）的方法。专利权人为Ra Pharmaceuticals Inc和UCB Belgium机构。

"预防或治疗重症肌无力的药物组合物（Pharmaceutical composition for treatment or prevention of myasthenia gravis）"也是该领域竞争力较高的专利，其专利竞争力为4.0，这项专利为用于治疗或预防重症肌无力的药物组合物，专利权人为Chugai Pharmaceutical和Roche。

重症肌无力领域5个高影响力代表性专利

专利家族	申请年份	专利标题	专利权人	专利权人国家	专利竞争力	市场影响力	技术影响力
EP1931372.A1	2006	重症肌无力的治疗方法（Method of treating myasthenia gravis）	Akari Therapeutics; Medtronic	美国；美国	5.6	2.8	2.0
EP3870221.A1	2019	齐鲁普兰治疗神经系统疾病（Neurological disease treatment with zilucoplan）	Ra Pharmaceuticals Inc; UCB Belgium	美国；比利时	4.4	2.3	1.9
EP4306127.A1	2022	预防或治疗重症肌无力的药物组合物（Pharmaceutical composition for treatment or prevention of myasthenia gravis）	Chugai Pharmaceutical (in: Roche);Roche	日本；瑞士	4.0	2.7	1.5
EP4311579.A1	2022	B细胞特异性mab-sirna偶联物改善肌无力（B cell-specific mab-sirna conjugates improve myasthenia）	Association Française contre les Myopathies;University of Texas System	法国；美国	3.9	2.7	1.4
EP3924380.A1	2020	抗C5抗体治疗广泛性重症肌无力的剂量和给药（Dosage and administration of anti-C5 antibodies for treatment of generalized myasthenia gravis）	AstraZeneca	瑞典	2.7	2.2	1.2

图2.6.1　全球在重症肌无力领域内5个高影响力代表性专利的专利竞争力、市场影响力和技术影响力。专利数据提取截止日期为2024年6月

"B细胞特异性mab-sirna偶联物改善肌无力（B cell-specific mab-sirna conjugates improve myasthenia）"的专利竞争力为3.9，这项专利涉及用于改善重症肌无力的B细胞特异性MAB-SIRNA偶联物。专利权人为Association Française contre les Myopathies。

"抗C5抗体治疗广泛性重症肌无力的剂量和给药（Dosage and administration of anti-C5 antibodies for treatment of generalized myasthenia gravis）"的专利竞争力为3.9，这项专利涉及用于治疗全身性重症肌无力的抗C5抗体的剂量和给药。专利权人为AstraZeneca。

（二）代表性专利的有效国家或地区分布

在重症肌无力领域内，本小节共筛选出29个代表性高影响力专利。从这些专利的有效国家和地区分布来看，中国以24项专利的高覆盖率位居第一，其次是美国、加拿大和欧洲，专利数量分别为7项、6项和6项，如图2.6.2。中国是该领域代表性专利申请的主要目标国家，显著领先于其他国家或地区。

专利权的有效国家为欧洲专利局的代表性专利组合，其资产指数和专利竞争力相对较高。专利权的有效国家为中国的专利资产指数也相对较高，但在平均单项专利的专利竞争力上相对较低。此外，在比利时、德国、意大利和瑞士等多个国家有效的专利为"诊断和治疗重症肌无力的多肽及其用途（Peptides and uses thereof for diagnosing and treating myasthenia gravis）"和"重症肌无力的治疗方法（Method of treating myasthenia gravis）"，这两项专利的专利竞争力相对较高。此外，在重症肌无力领域内的29个代表性专利中有5项专利为三方专利，具体专利信息如表2.6.1所示。

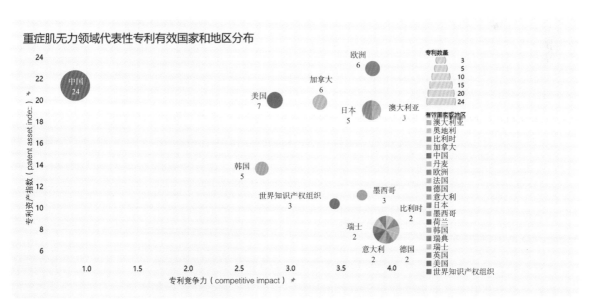

图2.6.2 全球在重症肌无力领域内29个代表性高影响力专利（由专利具体影响力数据和专家遴选）的专利权有效国家或地区分布、专利数量、专利资产指数和专利竞争力（气泡大小代表专利数量多少，饼图代表该专利组合同时在饼图中的多个国家有效）。有效国家或地区展示全部代表性专利的有效国家中的代表性专利数量前十国家。专利数据提取截止日期为2024年6月

表2.6.1　全球在重症肌无力领域代表性专利中的三方专利分布

专利家族	专利标题	申请年份	专利权人	市场影响力
EP1931372.A1	重症肌无力的治疗方法（Method of treating myasthenia gravis）	2006	Akari Therapeutics; Medtronic	2.8
EP4306127.A1	预防或治疗重症肌无力的药物组合物（Pharmaceutical composition for treatment or prevention of myasthenia gravis）	2022	Chugai Pharmaceutical（in: Roche）; Roche	2.7
EP3512873.A2	诊断和治疗重症肌无力的多肽及其用途（Peptides and uses thereof for diagnosing and treating myasthenia gravis）	2017	University of California	2.3
EP3870221.A1	齐鲁普兰治疗神经系统疾病（Neurological disease treatment with zilucoplan）	2019	Ra Pharmaceuticals Inc; UCB Belgium	2.3
EP3924380.A1	抗C5抗体治疗广泛性重症肌无力的剂量和给药（Dosage and administration of anti-C5 antibodies for treatment of generalized myasthenia gravis）	2020	AstraZeneca	2.2

（三）专利权人

重症肌无力领域代表性专利的专利权人如表2.6.2所示。这些专利权人以企业和高校为主，也包括医疗机构（医院）。中国高校和医院在该领域的专利数量较为突出，但其专利资产指数和专利竞争力相对较低。其中，石家庄市第一医院（Shijiazhuang First Hospital）的专利数量位居第一，其专利数量为9项，专利竞争力为0.2，这些专利均为利用肠道菌群作为重症肌无力的诊断标志物及其应用，且均为2020年申请的专利。其次是中南大学（Central South University）、暨南大学（Jinan University）和Shaanxi Mai Yuan Biotechnology，其专利数量分别为4项、3项和2项。其他机构的专利数量为1项。

从专利资产指数和专利竞争力来看，专利权人为国外企业的专利在专利资产指数和专利竞争力表现较为突出，其中专利权人为Akari Therapeutics和Medtronic机构的专利的竞争影响力最为突出，说明这两个机构是该领域共同持有的专利在市场具有更强的影响力，二者共同持有的代表性专利为上文提到的"重症肌无力的治疗方法（Method of treating myasthenia gravis）"。Akari Therapeutics是一家总部位于美国的生物制药公司，专注于针对自身免疫及炎症性疾病开发创新型疗法（图2.6.3）。

国外专利权人为高校的有Association Française Contre Les Myopathies、University of Texas System、University of California和University System of Georgia，其专利竞争力分别为3.9、3.9、2.3和0.8。其中Association Française Contre Les Myopathies和University of Texas System为同一项专利的专利权人，其相关专利涉及用于改善重症肌无力的B细胞特异性MAB-SIRNA偶联物。专利权人为University of California的相关专利涉及肽及其在诊断和治疗重症肌无力中的用途，专利权人为University System of Georgia的专利涉及LRP4相关神经传递障碍的检测和治疗。

表2.6.2　全球在重症肌无力领域代表性专利的专利权人机构分布及其专利数量、专利竞争力和专利资产指数

专利权人	专利权人国家	专利权人类型	专利数量	专利竞争力	专利资产指数
Shijiazhuang First Hospital	中国	医院	9	0.2	0
Central South University	中国	高校	4	0.2	1
Jinan University（Guangzhou）	中国	高校	3	0.5	2
Shaanxi Mai Yuan Biotechnology	中国	企业	2	0.1	0
Akari Therapeutics	美国	企业	1	5.6	6
Medtronic	美国	企业	1	5.6	6
Ra Pharmaceuticals Inc	美国	企业	1	4.4	4
UCB Belgium	比利时	企业	1	4.4	4
Roche	瑞士	企业	1	4.0	4
Chugai Pharmaceutical（in: Roche）	日本	企业	1	4.0	4
University of Texas System	美国	高校	1	3.9	4
Association Française contre les Myopathies	法国	研究机构	1	3.9	4
AstraZeneca	瑞典	企业	1	2.7	3
Canopy Immuno Therapeutics	以色列	企业	1	2.4	2
University of California	美国	高校	1	2.3	2
University System of Georgia	美国	高校	1	0.8	1
Tianjin Tianhai New Domain Biotechnology	中国	企业	1	0.5	0
Mabwell	美国	企业	1	0.4	0
Immunobiome	韩国	企业	1	0.2	0

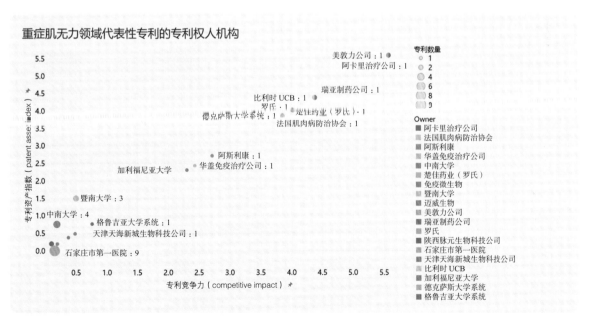

图2.6.3　全球在重症肌无力领域内29个代表性高影响力专利（由专利具体影响力数据和专家遴选）的专利权人机构分布及其专利数量、专利资产指数和专利竞争力（气泡大小代表专利数量多少，饼图代表该专利组合同时被饼图中的多个专利权人持有）。专利数据提取截止日期为2024年6月

七、创伤性颅脑损伤

（一）高影响力专利

全球在创伤性颅脑损伤领域专利竞争力前五的代表性专利家族如图2.7.1所示。这五项代表性高影响力专利家族涵盖了涉及脑功能调节、脑功能评估、创伤性颅脑损伤治疗、外周神经功能改善及组蛋白去乙酰化酶抑制剂（HDACIs）的应用等相关研究。其专利权人不再清一色的都只是企业，还有高校和医院，这也说明该疾病领域高校在代表性技术开放中的贡献，体现出高校科研转化的活跃性。

其中专利"调节脑活动的装置和方法（Devices and methods for modulating brain activity）"的专利竞争力最高，为19.5。这项专利是于2010年申请的，涉及用于大脑调节的设备和方法。该设备包括一个主体和用于激活大脑的组件，如超声波换能器。其专利权人是Arizona Board of Regents。

专利竞争力其次为"脑功能评估方法及便携式脑功能自动评估仪（Method for assessing brain function and portable automatic brain function assessment apparatus）"，其专利竞争力为18.2。该专利涉及一种快速脑功能评估方法和设备，通过分析自发和诱发的脑电，为创伤性颅脑损伤患者提供紧急分类，实时评估患者的大脑状况，诊断潜在异常。其专利权人为Brainscope Spv。

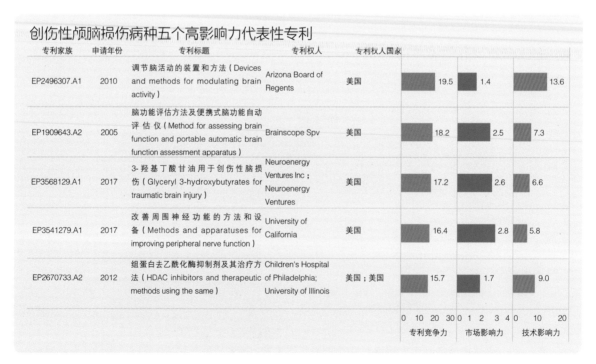

创伤性颅脑损伤病种五个高影响力代表性专利

专利家族	申请年份	专利标题	专利权人	专利权人国家	专利竞争力	市场影响力	技术影响力
EP2496307.A1	2010	调节脑活动的装置和方法（Devices and methods for modulating brain activity）	Arizona Board of Regents	美国	19.5	1.4	13.6
EP1909643.A2	2005	脑功能评估方法及便携式脑功能自动评估仪（Method for assessing brain function and portable automatic brain function assessment apparatus）	Brainscope Spv	美国	18.2	2.5	7.3
EP3568129.A1	2017	3-羟基丁酸甘油用于创伤性脑损伤（Glyceryl 3-hydroxybutyrates for traumatic brain injury）	Neuroenergy Ventures Inc；Neuroenergy Ventures	美国	17.2	2.6	6.6
EP3541279.A1	2017	改善周围神经功能的方法和设备（Methods and apparatuses for improving peripheral nerve function）	University of California	美国	16.4	2.8	5.8
EP2670733.A2	2012	组蛋白去乙酰化酶抑制剂及其治疗方法（HDAC inhibitors and therapeutic methods using the same）	Children's Hospital of Philadelphia；University of Illinois	美国；美国	15.7	1.7	9.0

图2.7.1　全球在创伤性颅脑损伤领域内五个代表性高影响力专利的专利竞争力、市场影响力和技术影响力。专利数据提取截止日期为2024年6月

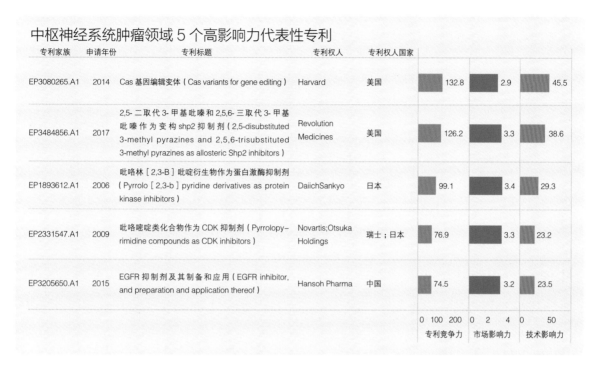

中枢神经系统肿瘤领域 5 个高影响力代表性专利

专利家族	申请年份	专利标题	专利权人	专利权人国家	专利竞争力	市场影响力	技术影响力
EP3080265.A1	2014	Cas 基因编辑变体 (Cas variants for gene editing)	Harvard	美国	132.8	2.9	45.5
EP3484856.A1	2017	2,5-二取代 3-甲基吡嗪和 2,5,6-三取代 3-甲基吡嗪作为变构 shp2 抑制剂 (2,5-disubstituted 3-methyl pyrazines and 2,5,6-trisubstituted 3-methyl pyrazines as allosteric Shp2 inhibitors)	Revolution Medicines	美国	126.2	3.3	38.6
EP1893612.A1	2006	吡咯林 [2,3-B] 吡啶衍生物作为蛋白激酶抑制剂 (Pyrrolo [2,3-b] pyridine derivatives as protein kinase inhibitors)	DaiichSankyo	日本	99.1	3.4	29.3
EP2331547.A1	2009	吡咯嘧啶类化合物作为 CDK 抑制剂 (Pyrrolopyrimidine compounds as CDK inhibitors)	Novartis;Otsuka Holdings	瑞士；日本	76.9	3.3	23.2
EP3205650.A1	2015	EGFR 抑制剂及其制备和应用 (EGFR inhibitor, and preparation and application thereof)	Hansoh Pharma	中国	74.5	3.2	23.5

图 2.8.1 全球在中枢神经系统肿瘤领域内五个代表性高影响力专利的专利竞争力、市场影响力和技术影响力。专利数据提取截止日期为 2024 年 6 月

最高，其市场影响力为 3.4。这项专利涉及对蛋白激酶有活性的化合物，以及使用此类化合物治疗与蛋白激酶异常活性相关疾病的方法。专利权人为 Daiichi Sankyo。

"吡咯嘧啶类化合物作为 CDK 抑制剂（Pyrrolopyrimidine compounds as CDK inhibitors）"的专利竞争力为 76.9，该专利聚焦于吡咯并嘧啶化合物作为 CDK 抑制剂，其专利权人为 Novartis 和 Otsuka Holdings。

"EGFR 抑制剂及其制备和应用（EGFR inhibitor, and preparation and application thereof）"的专利竞争力为专利权人为 74.5，该专利涉及 EGFR 抑制剂及其制备和应用。专利权人为 Hansoh Pharma。

（二）代表性专利的有效国家或地区分布

在中枢神经系统肿瘤领域内，本小节共筛选出 33 个代表性专利。从这些专利的有效国家和地区分布来看，美国以 33 项专利的全覆盖率位居第一，其次是日本和韩国，专利数量分别为 31 项和 29 项，如图 2.8.2 所示。美国是该领域代表性专利申请的主要目标国家，领先于其他国家或地区。

专利权的有效国家为美国的专利组合，其专利资产指数最高。在专利竞争力方面，专利权有效国家为澳大利亚的专利组合，其平均专利竞争力高于其他国家。在中枢神经系统肿瘤领域内的 33 个代表性专利中有 12 项专利为三方专利，具体专利信息如表 2.8.1 所示。

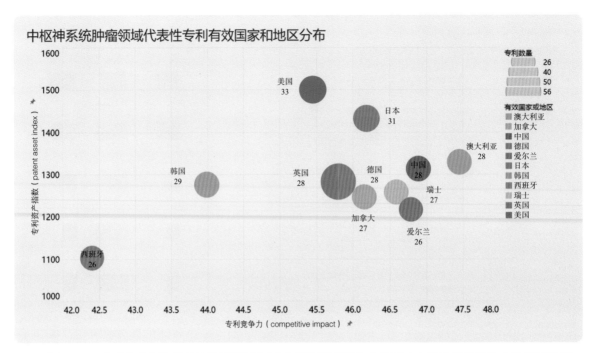

图2.8.2　全球在中枢神经系统肿瘤领域内33个代表性高影响力专利（由专利具体影响力数据和专家遴选）的专利权有效国家或地区分布、专利数量、专利资产指数和专利竞争力（气泡大小代表专利数量多少，饼图代表该专利组合同时在饼图中的多个国家有效）。有效国家或地区展示全部代表性专利的有效国家中的代表性专利数量前十国家。专利数据提取截止日期为2024年6月

表2.8.1　全球在中枢神经系统肿瘤领域代表性专利中的三方专利分布

专利家族	专利标题	申请年份	专利权人	市场影响力
EP2804851.A1	治疗活性化合物及其使用方法（Therapeutically active compounds and their methods of use）	2013	Servier Monde	3.4
EP3484856.A1	2,5-二取代3-甲基吡嗪和2,5,6-三取代3-甲基吡嗪作为变构为shp2抑制剂（2,5-disubstituted 3-methyl pyrazines and 2,5,6-trisubstituted 3-methyl pyrazines as allosteric shp2 inhibitors）	2017	Revolution Medicines	3.3
EP3273986.A1	用于多种肿瘤免疫治疗的新型多肽及其组合（Novel peptides and combination of peptides for use in immunotherapy against various tumors）	2016	Immatics Biotechnologies	3.3
EP3030255.A1	针对几种肿瘤的新型免疫疗法，如肺癌包括小细胞肺癌（Novel immunotherapy against several tumors, such as lung cancer, including nsclc）	2014	Immatics Biotechnologies	3.2
EP3194433.A1	靶向Il13R 2的共刺激嵌合抗原受体T细胞（Costimulatory chimeric antigen receptor T cells targeting Il13R 2）	2015	City of Hope	3.2
EP3773877.A1	利用交变电场增加细胞膜通透性（Using alternating electric fields to increase cell membrane permeability）	2019	Novocure; Stanford University	3.1
EP3323830.A1	抗Gd2抗体（Anti-Gd2 antibodies）	2011	Sloan-Kettering	3.1

续　表

专利家族	专利标题	申请年份	专利权人	市场影响力
EP3223850.A1	抗突变Kras T细胞受体（Anti-mutated Kras T cell receptors）	2015	Government of the United States	3.0
EP3080265.A1	Cas基因编辑变体（Cas variants for gene editing）	2014	Harvard	2.9
EP3558994.A1	快速纤维肉瘤多肽的靶向降解化合物方法（Compounds and methods for the targeted degradation of rapidly accelerated fibrosarcoma polypeptides）	2017	Arvinas; Yale University	2.9
EP3868742.A1	含氮杂芳香衍生物调节剂，其制备方法及用途（Regulator of nitrogen-containing heteroaromatic derivatives, preparation method therefor and use thereof）	2019	Hansoh Pharma	2.4
EP3978490.A1	含氮杂环衍生物调节剂及其制备方法及应用（Nitrogen-containing heterocyclic derivative regulator, preparation method therefor and application thereof）	2020	Hansoh Pharma	2.2

（三）专利权人

中枢神经系统肿瘤领域代表性专利的专利权人机构如表2.8.2所示，该领域的专利权人以公司和高校为主，尤其是企业。Eli Lilly是本领域专利数量排名第一的专利权人，其专利数量为4项，并且该机构的专利资产指数在所有专利权人中位居第二，但其专利竞争力相对较低。该机构是美国的一家跨国制药公司，专注于研发和销售用于治疗多种疾病的药物，包括糖尿病、癌症、精神疾病等。其次是Hansoh Pharma和Immatics Biotechnologies，专利数量均为3项，其中Hansoh Pharma在所有专利权人中专利资产指数最高。Hansoh Pharma是一家中国制药公司，专注于研发、生产和销售药品，包括治疗肿瘤等疾病的药物。Immatics Biotechnologies是德国的一家生物技术公司，专注于开发个性化肿瘤免疫疗法，以及研发用于治疗癌症的免疫疗法。

从专利竞争力来看，Harvard和Revolution Medicines的表现最为突出，专利竞争力均超过了125，其各自拥有的一项专利为图2.8.1代表性高影响力专利中专利竞争力排名前一二的两项专利。Revolution Medicines是一家位于美国加州的生物技术公司，专注于发现和开发针对癌症的新型小分子药物。

国外专利权人为高校的有Stanford University和Yale University，其专利竞争力分别为38.4和70.5。其中Stanford University的专利涉及利用交变电场增加细胞膜通透性。专利权人为Yale University的专利涉及用于靶向降解快速加速纤维肉瘤多肽的化合物和方法。

表2.8.2 全球在中枢神经系统肿瘤领域代表性专利的专利权人机构分布及其专利数量、专利竞争力和专利资产指数

专利权人	专利权人国家	专利权人类型	专利数量	专利竞争力	专利资产指数
Eli Lilly	美国	企业	4	37.2	149
Hansoh Pharma	中国	企业	3	57.2	172
Immatics Biotechnologies	德国	企业	3	37.6	113
Novartis	美国	企业	2	66.1	132
Daiichi Sankyo	日本	企业	2	62.0	124
Harvard	美国	高校	1	132.8	133
Revolution Medicines	美国	企业	1	126.2	126
Otsuka Holdings	日本	企业	1	76.9	77
Arvinas	美国	企业	1	70.5	70
Yale University	美国	高校	1	70.5	70
Exelixis	美国	企业	1	41.9	42
Relay Therapeutics	美国	企业	1	39.2	39
Novocure	瑞士	企业	1	38.4	38
Stanford University	美国	高校	1	38.4	38
Sloan-Kettering	美国	企业	1	38.4	38
CMG Pharm	韩国	企业	1	35.5	35
Handok Pharm	韩国	企业	1	35.5	35
Government of the United States	美国	政府机构	1	31.8	32
City of Hope	美国	企业	1	30.4	30
10X Genomics	美国	企业	1	29.0	29
Servier Monde	法国	企业	1	27.5	27
Ono Pharmaceutical	日本	企业	1	26.6	27
Vertex Pharma	美国	企业	1	25.4	25
Opna Bio SA	瑞士	企业	1	24.5	24
Amgen	美国	企业	1	24.1	24
Abbisko Pharmaceuticals	中国	企业	1	23.6	24
Abbisko Therapeutics	中国	企业	1	23.6	24
Helmholtz Association	德国	企业	1	23.2	23
Roche	瑞士	企业	1	21.7	22

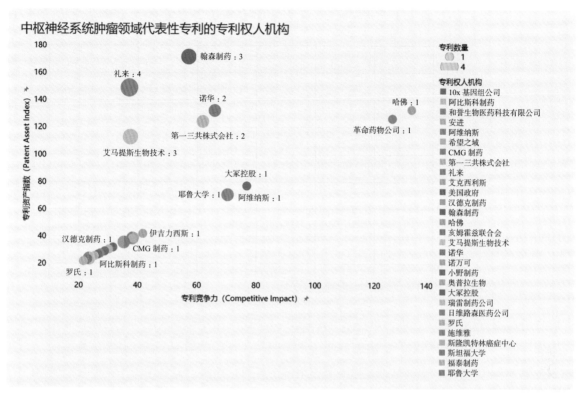

图2.8.3　全球在中枢神经系统肿瘤领域内33个代表性专利（由专利具体影响力数据和专家遴选）的专利权人机构分布及其专利数量、专利资产指数和专利竞争力（气泡大小代表专利数量多少，饼图代表该专利组合同时被饼图中的多个专利权人持有）。专利数据提取截止日期为2024年6月

九、脊柱退行性疾病

（一）高影响力专利

全球在脊柱退行性疾病领域专利竞争力前五的代表性专利家族如图2.9.1所示。这5项代表性高影响力专利家族涵盖了椎间植入物、预防和治疗腰椎颈椎的设备，以及中医治疗方法等，其专利权人除了一家医疗器械公司，以中国机构为主，包括中国的企业、高校和附属医院。

"具有可展开接合臂的棘突间植入物（Interspinous process implants having deployable engagement arms）"的专利竞争力最高，其专利竞争力为7.4，并且该专利的市场影响力也相对最高，为1.7。这项专利涉及一种具有可展开接合臂的棘突间植入物。专利权人为Spinal Simplicity。

专利竞争力其次为"腰椎间盘突出症治疗装置（Lumbar herniated disc treatment device）"，其专利竞争力为4.3。该专利主要涉及一种腰椎间盘突出治疗装置。专利权人为河北医科大学第三医院。

"棘间植入物及其植入方法（Interspinous implants and methods for implanting same）"也是

91

该领域竞争力较高的专利，其专利竞争力为3.9，这项专利涉及棘突间植入物及其植入方法研究，专利权人也是Spinal Simplicity。

"日常生活中预防颈椎病的装置（Device for preventing cervical spondylosis in daily life）"的专利竞争力为3.2，该专利的技术影响力最高，为4.5。这项专利涉及日常生活中预防颈椎病的装置，其专利权人为河南中医药大学。

"治疗颈椎病腰椎病的纯中药及纯中药制剂熏蒸剂（Pure traditional Chinese medicine preparation for treating cervical spondylosis and lumbar spondylosis and fumigant of pure traditional Chinese medicine preparation）"的专利竞争力为2.7。这项专利涉及一种用于治疗颈椎病和腰椎病的纯中药制剂，以及这种中药制剂的熏蒸剂。专利权人为Lanzhou Shanyuanhe Steam and Fuming Inst。

（二）代表性专利的有效国家或地区分布

在脊柱退行性疾病领域内，本小节共筛选出24个代表性专利。从这些专利的有效国家和地区分布来看，如图2.9.2所示，中国以18项专利的高覆盖率位居第一，其次是美国和法国，专利数量分别为9项和4项。中国是该领域专利申请的主要目标国家，显著领先于其他国家或地区。

在专利竞争影响力方面，在澳大利亚、韩国、巴西、加拿大、日本和南非多个国家同时有效的专利为"具有可展开接合臂的棘突间植入物（Interspinous Process Implants Having Deployable Engagement Arms）"，该专利也是本领域五项代表专利中竞争影响力最高的专利。在脊柱退行性疾病领域的代表性专利中没有三方专利。

（三）专利权人

脊柱退行性疾病领域代表性专利的专利权人机构分布如表2.9.1所示，如图2.9.3所示，该领域的专利权人涵盖了个人、企业、学术机构和医疗机构，并且大部分机构和个人来自中国。Spinal Simplicity是本领域代表性专利数量排名第一的专利权人，其专利数量为3项，该机构的专利资产指数在所有专利权人中位居第一。Spinal Simplicity是一家医疗器械公司，专注于创新骨科手术解决方案，尤其是脊柱手术领域。其次是Buettner Janz，专利数量为2项，Karin Büttner-Janz是一位德国学者，在柏林洪堡大学附属夏里特医学院担任特聘教授，在脊柱疾病的手术和保守治疗方面有着数十年的经验。

其他专利权人的专利数量均为1项，其中河北医科大学第三医院（the Third Hospital of Hebei Medical University）的表现最为突出，专利竞争力为4.3。其他来自中国的高校专利权人中，河南中医药大学（Henan University of Chinese Medicine）、上海理工大学（University of Shanghai for Science and Technology）和武汉大学（Wuhan University）的专利竞争力也相对较高，分别为3.2、2.6和1.0。其中河北医科大学第三医院（the Third Hospital of Hebei Medical University）专利涉及腰椎间盘突出治疗装置，专利权人为河南中医药大学（Henan University of Chinese Medicine）的专利涉及日常生活中预防颈椎病的装置，专利权人为上海理工大学（University of Shanghai for

脊柱退行性疾病领域 5 个高影响力代表性专利

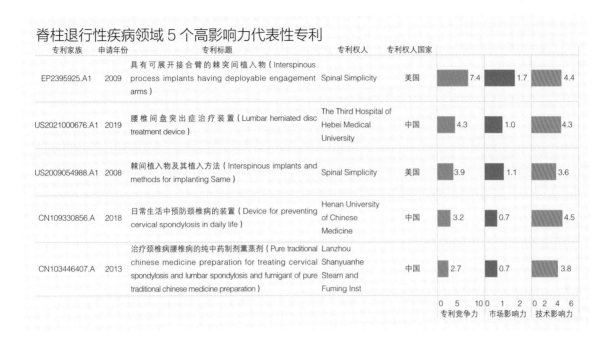

专利家族	申请年份	专利标题	专利权人	专利权人国家	专利竞争力	市场影响力	技术影响力
EP2395925.A1	2009	具有可展开接合臂的棘突间植入物（Interspinous process implants having deployable engagement arms）	Spinal Simplicity	美国	7.4	1.7	4.4
US2021000676.A1	2019	腰椎间盘突出症治疗装置（Lumbar herniated disc treatment device）	The Third Hospital of Hebei Medical University	中国	4.3	1.0	4.3
US2009054988.A1	2008	棘间植入物及其植入方法（Interspinous implants and methods for implanting Same）	Spinal Simplicity	美国	3.9	1.1	3.6
CN109330856.A	2018	日常生活中预防颈椎病的装置（Device for preventing cervical spondylosis in daily life）	Henan University of Chinese Medicine	中国	3.2	0.7	4.5
CN103446407.A	2013	治疗颈椎病腰椎病的纯中药制剂薰蒸剂（Pure traditional chinese medicine preparation for treating cervical spondylosis and lumbar spondylosis and fumigant of pure traditional chinese medicine preparation）	Lanzhou Shanyuanhe Steam and Fuming Inst	中国	2.7	0.7	3.8

图 2.9.1　全球在脊柱退行性疾病领域内五个代表性高影响力专利的专利竞争力、市场影响力和技术影响力。专利数据提取截止日期为 2024 年 6 月

脊柱退行性疾病领域代表性专利有效国家和地区分布

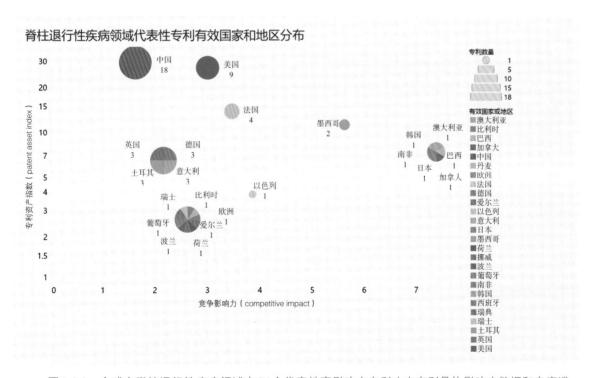

图 2.9.2　全球在脊柱退行性疾病领域内 24 个代表性高影响力专利（由专利具体影响力数据和专家遴选）的专利权有效国家或地区分布、专利数量、专利资产指数和专利竞争力（气泡大小代表专利数量多少，饼图代表该专利组合同时在饼图中的多个国家有效）。有效国家或地区展示全部代表性专利的有效国家中的代表性专利数量前十国家。专利数据提取截止日期为 2024 年 6 月

Science and Technology）的专利为基于中医推拿手法的智能可穿戴颈椎外骨骼治疗仪，专利权人为武汉大学（Wuhan University）的专利涉及基于多模态数据库的智能颈椎病诊疗系统。

表2.9.1　全球在脊柱退行性疾病领域代表性专利的专利权人机构分布及其专利数量、专利竞争力和专利资产指数

专利权人	专利权人国家	专利权人类型	专利数量	专利竞争力	专利资产指数
Spinal Simplicity	美国	企业	3	4.2	13
Buettner Janz	德国	个人	2	1.9	4
the Third Hospital of Hebei Medical University	中国	医院	1	4.3	4
Henan University of Chinese Medicine	中国	高校	1	3.2	3
Lanzhou Shanyuanhe Steam and Fuming Inst	中国	企业	1	2.7	3
Vertos Medical, Inc.	美国	企业	1	2.6	3
University of Shanghai for Science and Technology	中国	高校	1	2.6	3
the Second Affiliated Hospital and Yuying Children´s Hospital of Wenzhou Medical University	中国	医院	1	2.5	3
Yuying Children`s Hospital of Wenzhou Medical Univ	中国	医院	1	2.5	3
Batna Jansz Kalin	德国	个人	1	1.7	2
Ye Changzhen	中国	个人	1	1.4	1
Miao Tongguo	中国	个人	1	1.3	1
Liu Yazhi	中国	个人	1	1.3	1
Longhua Hospital Affiliated to Shanghai Univ of TR	中国	医院	1	1.3	1
Ye Jianzhong	中国	个人	1	1.2	1
Meng Yicun	中国	个人	1	1.2	1
Shandong Mingren Freda Pharmaceutical	中国	企业	1	1.2	1
Bozhou Huazu Yanggutang Biolog Technology	中国	企业	1	1.2	1
Zhao Jilin	中国	个人	1	1.1	1
Yu Hangping	中国	个人	1	1.1	1
Medtronic	美国	企业	1	1.1	1
Wang Guorong	中国	个人	1	1.1	1
Wuhan University	中国	高校	1	1.0	1

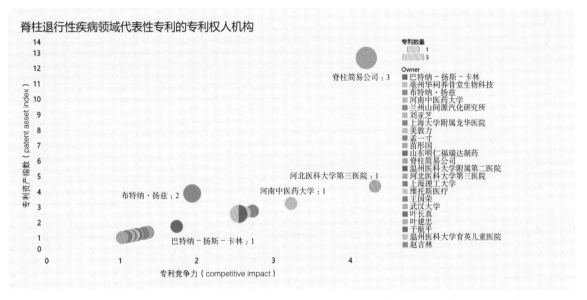

脊柱退行性疾病领域代表性专利的专利权人机构

图2.9.3　全球在脊柱退行性疾病领域内24个代表性专利（由专利具体影响力数据和专家遴选）的专利权人机构分布及其专利数量、专利资产指数和专利竞争力（气泡大小代表专利数量多少，饼图代表该专利组合被饼图中的多个专利权人持有）。专利数据提取截止日期为2024年6月

第三章

神经系统疾病领域的科研基金资助

主要基金机构的资助金额及项目概况

本部分基于全球在脑血管病、阿尔茨海默病、帕金森病、癫痫、肌萎缩侧索硬化、重症肌无力、创伤性颅脑损伤、中枢神经系统肿瘤和脊柱退行性疾病9个神经系统疾病领域的主要科研项目的基金资助数据，从资助的金额和项目数量上对各疾病领域主要资助的基金机构进行了分析和对比。同时，报告选取了六家全球主要的基金机构——加拿大卫生研究院（Canadian Institutes of Health Research）、欧盟委员会（European Commission）、日本学术振兴会（Japan Society for the Promotion of Science, JSPS）、美国国立卫生研究院（National Institutes of Health, NIH）、英国研究与创新署（UK Research and Innovation, UKRI）和中国国家自然科学基金委员会（National Natural Science Foundation of China, NSFC），对这些基金机构在以上9个神经系统疾病领域在2013—2023年间资助的金额前十项目的资助年份和资助金额进行了分析和对比。

一、脑血管病

图3.1.1为脑血管病领域内全球主要资助机构的资助项目数量和资助金额的具体情况。2013—2023年资助金额最高的机构为美国国立卫生研究院[①]（National Institutes of Health, NIH），资助金额达到18亿美金，其资助的项目数量位列第二，约1300个。中国国家自然科学基金委员会（National Natural Science Foundation of China, NSFC）资助的金额为约1亿美元，其资助的项目数在资助金额前十的机构中最多，约1500个。资助金额前十机构中，来自美国的机构有四家，除去美国国立卫生院外，还有美国国防部[②]（US Department of Defense, DoD）、美国国

---

① 美国国立卫生研究院是美国政府负责生物医学和公共卫生研究的主要机构，成立于19世纪80年代末，现隶属于美国卫生与公众服务部，该机构通过 Intramural Research Program（IRP）开展自己的科学研究，并通过 Extramural Research Program（ERP）向非国立卫生研究院的研究机构提供主要的生物医学研究资金，是目前世界上最大的生物医学和行为研究的公共资助机构。

② 美国国防部在生物医药领域对国会批准的科研项目提供资金资助，这些项目涉及新药、疫苗的研发和医疗设备的开发。

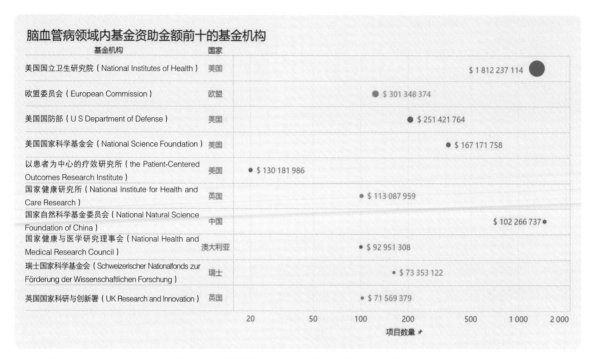

脑血管病领域内基金资助金额前十的基金机构

基金机构	国家	资助金额
美国国立卫生研究院（National Institutes of Health）	美国	$ 1 812 237 114
欧盟委员会（European Commission）	欧盟	$ 301 348 374
美国国防部（U S Department of Defense）	美国	$ 251 421 764
美国国家科学基金会（National Science Foundation）	美国	$ 167 171 758
以患者为中心的疗效研究所（the Patient-Centered Outcomes Research Institute）	美国	$ 130 181 986
国家健康研究所（National Institute for Health and Care Research）	英国	$ 113 087 959
国家自然科学基金委员会（National Natural Science Foundation of China）	中国	$ 102 266 737
国家健康与医学研究理事会（National Health and Medical Research Council）	澳大利亚	$ 92 951 308
瑞士国家科学基金会（Schweizerischer Nationalfonds zur Förderung der Wissenschaftlichen Forschung）	瑞士	$ 73 353 122
英国国家科研与创新署（UK Research and Innovation）	英国	$ 71 569 379

项目数量 20　50　100　200　500　1 000　2 000

图 3.1.1　2013—2023 年脑血管病领域基金资助金额前十的资助机构的资助项目数量和资助金额。图中圆圈大小代表了资助金额大小，圆圈越大，金额越高。资助金额单位为美元。基金机构排序按照资助金额由大到小排序

家科学基金会[①]（National Science Foundation, NSF）和以患者为中心的疗效研究所（the Patient-Centered Outcomes Research Institute, PCORI）[②]。来自英国的基金机构有两家，分别为国家健康研究所（National Institute for Health and Care Research[③]，NIHCR）和英国国家研究与创新署[④]

---

① 美国国家科学基金会是美国联邦政府的一个独立的联邦机构，为美国 50 个州和地区的科学研究提供支持资金支持，其整体资助约占联邦政府对美国高校基础研究支持的 25%。

② 以患者为中心的疗效研究所（the Patient-Centered Outcomes Research Institute，PCORI）是美国的政府资助的非营利性研究机构，其资助资金以患者为中心的疗效研究信托基金（Patient-Centered Outcomes Research Trust Fund，PCORTF）来自美国国会通过的 2010 "Patient Protection and Affordable Care Act" 法案。该机构资助的项目不仅包含疗效比较研究（Comparative Effectiveness Research，CER）类型的项目，更专注资助以患者为中心的疗效（patient-centered outcomes）类型的项目。

③ 美国国家健康研究所（National Institute for Health and Care Research 是英国政府在临床、公共卫生、社会护理和转化研究方面的主要资助机构，2020—2021 年的预算超过 12 亿英镑，其经费来源于英国政府的卫生和社会保健部（The Department of Health and Social Care，DHSC）。

④ 英国研究与创新署是资助英国科学研究的国家资助机构，该机构汇集了 7 个研究理事会、创新英国（Innovate UK）和英格兰研究中心（Research England），在全英范围内开展工作，总预算超过 60 亿英镑，其经费来源于英国政府的科学、创新和技术部（Department for Science, Innovation and Technology，DSIT）。

（UK Research and Innovation，UKRI）。来自其他国家或地区的机构还有欧盟的欧盟委员会[①]（European Commission）、澳大利亚的国立健康与医学研究理事会（National Health and Medical Research Council[②]，NHMRC）和瑞士的瑞士国家科学基金会[③]（Schweizerische Nationalfonds zur Förderungs der Wissenschaftlichen Forschung，Swiss National Science Foundation，SNSF）。

图3.1.2显示，在六家主要的基金机构，即加拿大卫生研究院（CIHR）、欧盟委员会、日本

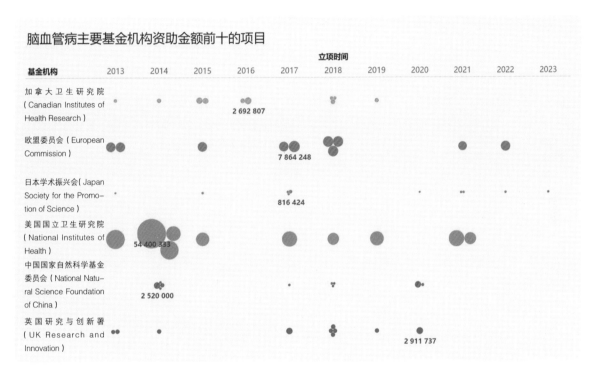

图3.1.2 2013—2023年脑血管病领域全球主要基金机构的资助金额前十项目（如不足十个项目，则显示的项目为该病种在此基金机构的全部项目）。图中圆圈大小代表了资助金额大小，圆圈越大，金额越高。圈圈标注的数字为该基金机构资助金额最高的项目的资助金额。资助金额单位为美元

---

① 欧盟委员会在基金资助方面的职责是提出并实施欧盟预算，管理欧盟资助计划和项目。其中，欧盟约80%的基金由欧盟委员会和欧盟国家的国家当局共同管理。欧盟委员会通过基金资助和管理招标程序来直接管理基金，其在科学研究和创新方面的资助计划包含地平线欧洲（Horizon Europe）和欧盟凝聚力基金（Cohesion Fund）。

② 国立健康与医学研究理事会作为澳大利亚政府卫生部的一个独立机构，是澳大利亚政府负责和资助健康及医学研究的主要国家机构。

③ 瑞士国家科学基金会是瑞士最重要的研究资助机构，每年资助约8500名研究人员。为确保其独立性，瑞士国家科学基金会于1952年作为私人基金会成立。其核心任务是评估研究提案。每年，瑞士国家科学基金会通过在竞争机制的基础上发放公共研究基金，向杰出的研究人员发放约7.5亿瑞士法郎。

学术振兴会（JSPS[①]）、美国国立卫生研究院（NIH）、英国研究与创新署（UKRI）和中国国家自然科学基金委员会（NSFC）各自资助的金额前十的脑血管病科研项目中，美国国立卫生研究院（NIH）在2014年资助的项目金额最高，约为5400万美元，且其大部分项目金额大于其他基金机构资助的项目。其次为欧盟委员会在2017年资助的项目，金额约为700万美元。中国国家自然科学基金委员会（NSFC）的最高金额项目立项于2014年，金额约为250万美元，且2014年有4个金额前十的项目在该年立项。在单个项目金额上，中国国家自然科学基金委员会（NSFC）和日本学术振兴会（JSPS）的项目金额普遍低于其他四家基金机构：英国研究与创新署（UKRI），加拿大卫生研究院（CIHR）、欧盟委员会和美国国立卫生研究院（NIH）。

中国国家自然科学基金委员会（NSFC）与美国国立卫生研究院（NIH）分别具体资助的脑血管病领域的金额前十项目信息详见表3.1.1和表3.1.2。

表3.1.1　2013—2023年脑血管病领域中国国家自然科学基金资助金额前十的项目类型、项目名称、项目承担机构、项目起始时间和项目金额

项目类型	项目名称	项目承担机构	项目起始年份	项目金额（万元人民币）
重大项目	环境与遗传因素及其交互作用对冠心病和缺血性脑卒中影响的超大型队列研究	北京大学	2014	1800
/	缺血性脑卒中神经损伤机制及修复策略的基础研究	中国人民解放军第三军医大学	2020	1793
重大项目	基于中国超大型队列的冠心病和缺血性脑卒中及其危险因素的长期趋势和病因研究	北京大学	2014	805
/	缺血半暗带GABA转运子介导脑卒中神经重塑和功能恢复的研究	南京医科大学	2020	430
重大项目	基于中国超大型队列的冠心病和缺血性脑卒中发病风险预测研究	华中科技大学	2014	390
重大项目	基于中国超大型队列的冠心病和缺血性脑卒中遗传易感性研究	南京医科大学	2014	320
重点项目	芳香开窍药治疗脑卒中的药效物质发现及中枢-外周互动整合作用机制研究	中国药科大学	2018	301
重点项目	缺血性脑卒中神经血管单元损伤与重塑的多模态影像学研究	华中科技大学	2018	300
重点项目	基于硝化应激信号网络调控的脑卒中治疗药物靶标发现与药理学确证	南京医科大学	2018	300
重大研究计划	血管稳态失衡中的细胞命运转变及调控机制研究	中国科学院分子细胞科学卓越创新中心	2017	300

[①] 日本学术振兴会是日本的一个独立行政机构，其规划职能保留在政府的部委和机构内部，而运营和管理职能则转移到自身的独立机构，即JSPS在政府为促进科学进步而制定的广泛政策框架内开展工作的同时，以灵活的管理方式实施其计划，以满足参与计划的科学家的需求。该机构在促进日本的自然科学、社会科学和人文科学各领域的科学进步方面发挥着关键作用。

癫痫领域内基金资助金额前十的基金机构

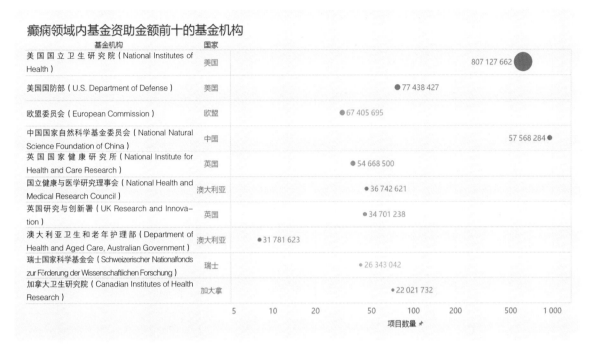

图 3.4.1 2013—2023年癫痫领域基金资助金额前十的资助机构的资助项目数量和资助金额。图中圆圈大小代表了资助金额大小，圆圈越大，金额越高。资助金额单位为美元。基金机构排序按照资助金额由大到小排序

癫痫主要基金机构资助金额前十的项目

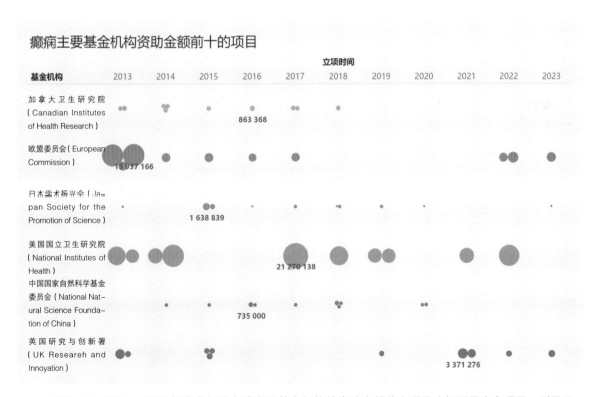

图 3.4.2 2013—2023年癫痫领域全球主要基金机构的资助金额前十项目（如不足十个项目，则显示的项目为该病种在此基金机构的全部项目）。图中圆圈大小代表了资助金额大小，圆圈越大，金额越高。圈圈标注的数字为该基金机构资助金额最高的项目的资助金额。资助金额单位为美元

表 3.4.1　2013—2023 年癫痫领域中国国家自然科学基金资助金额前十的项目类型、
项目名称、项目承担机构、项目起始时间和项目金额

项目类型	项目名称	项目承担机构	项目起始年份	项目金额 （万元人民币）
创新研究群体项目	突触和神经环路调控的分子机制及其在神经精神疾病中的作用	浙江大学	2016	525
重大项目	癫痫活动定位的功能影像学表征、生物学基础及临床转化体系构建	中国人民解放军东部战区总医院	2018	468
重大项目	影像引导下的癫痫神经调控与外科干预	首都医科大学	2018	365
重点项目	颞叶癫痫致痫灶动力学建模分析与控制及在诊疗评估中的应用	北京航空航天大学	2020	330
重大项目	癫痫病人脑连接的个体化特征分析	首都医科大学	2018	313
重点项目	植入式神经信号再生与阻断微电子接口器件关键技术研究	东南大学	2016	300
重大研究计划	癫痫异常网络导致认知行为障碍的分子基础	浙江大学	2014	300
国际（地区）合作与交流项目	基于多模态神经网络的癫痫猝死高危人群的新靶点及其干预的机制研究	四川大学	2015	300
重点项目	基于 AI 的癫痫致痫网络和非致痫网络特征及分子机制研究	首都医科大学	2020	297
重点项目	Caspase-1 介导的突触剥离在小儿热惊厥发生中的作用及其特异性拮抗剂的研究	浙江大学	2017	278

表 3.4.2　2013—2023 年癫痫领域美国国立卫生研究院资助金额前十的项目编号、
项目名称、项目起始年份和项目金额

项目编号	项目名称	项目起始年份	项目金额 （万元人民币）
U54NS100064	抗癫痫发生治疗的癫痫生物信息学研究（EpiBioS4Rx）（The Epilepsy Bioinformatics Study for Antiepileptogenic Therapy，EpiBioS4Rx）	2017	15 193
U01NS088034	确立癫痫持续状态治疗试验（ESETT）（Established Status Epilepticus Treatment Trial，ESETT）	2014	11 608
U54AT012307	REVEAL-评估迷走神经兴奋和解剖联系的研究（REVEAL-Research Evaluating Vagal Excitation and Anatomical Linkages）	2022	10 481
U54NS108874	离子通道病相关癫痫研究中心（Channelopathy-Associated Epilepsy Research Center）	2018	8618
R37NS043209	儿童长时间热性惊厥的后果（Consequences of Prolonged Febrile Seizures in Childhood）	2013	8170
U01NS114042	儿科急诊癫痫剂量优化（PediDOSE）（Pediatric Dose Optimization for Seizures in EMS，PediDOSE）	2021	5361

续　表

项目编号	项目名称	项目起始年份	项目金额（万元人民币）
U01NS090407	癫痫猝死的自主神经和影像生物标志物（Autonomic and Imaging Biomarkers of SUDEP）	2014	5183
R01NS113804	脑刺激产生的海马网络神经可塑性的细胞机制（Cellular mechanisms of hippocampal network neuroplasticity generated by brain stimulation）	2019	4817
U01EB028656	一种用于研究人类受试者的复杂神经回路的可穿戴的全头部覆盖和增强时空分辨率的功能性脑成像系统（A wearable functional-brain-imaging system with full-head coverage and enhanced spatiotemporal-resolution to study complex neural circuits in human subjects）	2019	4738
R01NS084142	局灶性癫痫的远程网络相互作用动力学（Dynamics of long range network interactions in focal epilepsy）	2013	4276

五、肌萎缩侧索硬化

图3.5.1为肌萎缩侧索硬化领域内全球主要资助机构的资助项目数量和资助金额的具体情况。资助金额最多的机构为美国国立卫生研究院（NIH），金额达到近6亿2千万美金，其资助的项目数量也最多，约为500多个。在资助金额前十机构中，有5家机构来自美国，除去美国国立卫生研究院（NIH）外还有美国国防部（DoD）、肌萎缩性脊髓侧索硬化协会（ALS Association）、加州再生医学研究所（California Institute for Regenerative Medicine，CIRM）[①]和肌萎缩症协会（Muscular Dystrophy Association，MDA）[②]。值得一提的是，肌萎缩性脊髓侧索硬化协会（简称ALS协会，ALS Association）是一家美国非营利组织，为全球肌萎缩性脊髓侧索硬化（ALS）研究提供研究资金，并通过其遍布全国的临床护理中心网络为肌萎缩性脊髓侧索硬化患者提供服务和治疗，与全美各地的ALS支持方合作进而协助制定州和联邦政策。2014年夏天全球的"冰桶挑战"活动在社交媒体上引起热议，共筹集到2.2亿美元的捐款用于ALS的研究和治疗，这其中，ALS协会得到了其中的1.15亿美元[③]，并且美国国立卫生研究院（NIH）

---

① 加州再生医学研究所（California Institute for Regenerative Medicine，CIRM）是一个支持干细胞和基因疗法的再生医学疗法领域研究和教育的州立机构，该机构于2004年由加州州政府通过法案创建，当年为干细胞研究拨款约30亿美元。2020年加州政府继续通过法案，追加55亿美金，用于通过CIRM资助干细胞领域的研究和教育。

② 肌萎缩症协会（Muscular Dystrophy Association，MDA）是美国的非营利性机构，致力于资助肌萎缩侧索硬化和相关的神经肌肉疾病的研究，作为除联邦政府以外资助神经肌肉疾病研究最大的资助来源，肌萎缩症协会自成立后在过去的70年已经资助了约10亿美元的相关研究。

③ https://www.forbes.com/sites/chrisstrub/2019/06/11/icebucketchallenge/

也向ALS协会（ALS Association）资助的研究人员投入了近4.16亿美元的资金支持[1]。其他资助金额前十的机构中，中国国家自然科学基金委员会（NSFC）资助的金额约为980万美元，资助的项目数量约为150个。此外，本领域资助金额前十机构中英国的基金机构有英国研究与创新署（UKRI）和惠康信托（Wellcome Trust），来自欧盟的机构有欧盟委员会，来自澳大利亚的机构有国立健康与医学研究理事会（National Health and Medical Research Council，NHMRC）。

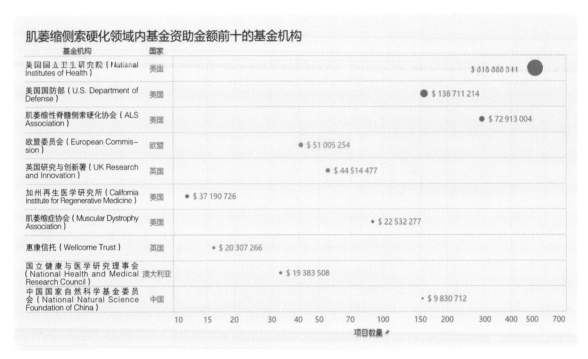

图3.5.1　2013—2023年肌萎缩侧索硬化领域基金资助金额前十的资助机构的资助项目数量和资助金额。图中圆圈大小代表了资助金额大小，圆圈越大，金额越高。资助金额单位为美元。基金机构排序按照资助金额由大到小排序

　　图3.5.2显示，在6家主要的基金机构，加拿大卫生研究院（CIHR）、欧盟委员会、日本学术振兴会（JSPS）、美国国立卫生研究院（NIH）、英国研究与创新署（UKRI）和中国国家自然科学基金委员会（NSFC）各自资助的金额前十的肌萎缩侧索硬化科研项目中，美国国立卫生研究院（NIH）在2023年资助的一个项目金额最高，达到约1700万美元，且其大部分项目金额高于其他基金机构资助的项目。欧盟委员会在2013—2023年资助金额前十的项目大都分布在2018年前，金额最大的项目在2015年立项，约为660万美元。中国国家自然科学基金委员会（NSFC）资助金额前十的项目中有四个项目集中在2015年，且最高金额的项目立项也在2015年，为42万美元。单个项目金额来看，中国国家自然科学基金委员会（NSFC）、日本学术振兴

---

[1] https://web.archive.org/web/20190825164920/https://alsnewstoday.com/2019/06/10/ice-bucket-challenge-dramatically-affected-als-fight/

表 3.6.1　2013—2023 年重症肌无力领域中国国家自然科学基金资助金额前十的项目类型、项目名称、项目承担机构、项目起始时间和项目金额

项目类型	项目名称	项目承担机构	项目起始年份	项目金额（万元人民币）
国际（地区）合作与交流项目	重症肌无力靶向非编码RNA风险通路的药物识别及机制研究	哈尔滨医科大学	2019	240
国际（地区）合作与交流项目	利用生物标记物探讨重症肌无力的临床亚型和精准治疗	中山大学	2017	236
面上项目	以治疗达标为导向的重症肌无力个体化免疫治疗：结合生物标志物的疗效评估与预测	首都医科大学	2021	80
面上项目	Foxo1-KLF2-S1P1 对重症肌无力患者胸腺细胞成熟及输出调控机制的研究	郑州大学	2015	71
面上项目	DNA甲基化-miRNA网络调控CD4$^+$T细胞免疫失衡在重症肌无力发病中的机制研究	中南大学	2015	70
面上项目	基于PGC-1α信号转导探讨健脾益气法对重症肌无力大鼠骨骼肌线粒体调控机制	广州中医药大学	2015	70
面上项目	Osteopontin介导Bim调控B细胞自身功能参与实验性自身免疫性重症肌无力发生、发展的实验研究	哈尔滨医科大学	2015	70
面上项目	基于重症肌无力miRNA-mRNA双重表达谱解析miRNA调控通路的研究	哈尔滨医科大学	2014	70
面上项目	阿托伐他汀修饰的树突细胞源性exosomes对实验性重症肌无力胸腺Treg的诱导机制研究	山东大学	2015	70
面上项目	TFH细胞的稳态失调在重症肌无力发病中的作用及其调节的研究	中山大学	2014	70

表 3.6.2　2013—2023 年重症肌无力领域美国国立卫生研究院资助金额前十的项目编号、项目名称、项目起始年份和项目金额

项目编号	项目名称	项目起始年份	项目金额（万元人民币）
U54NS115054	重症肌无力罕见病网络（Rare Disease Network for Myasthenia Gravis）	2019	5540
U01NS084495	利妥昔单抗治疗重症肌无力的Ⅱ期试验（A Phase Ⅱ Trial of Rituximab In Myasthenia Gravis）	2013	3232
R01AI114780	重症肌无力的自身免疫机制（Mechanisms of autoimmunity in myasthenia gravis）	2015	2329
R01NS090083	Agrin/LRP4抗体阳性重症肌无力的特征（Characterization of Agrin/LRP4 Antibody-Positive Myasthenia Gravis）	2015	2080
K23NS085049	重症肌无力的免疫生物标志物研究（Immunological biomarker studies in myasthenia gravis）	2014	660
R21NS088723	MuSK激动剂抗体用于治疗MuSK重症肌无力（An Agonist Antibody to MuSK As A Theraputic For MuSK Myasthenia Gravis）	2015	508

续　表

项目编号	项目名称	项目起始年份	项目金额（万元人民币）
R21AI164590	驱动抗体介导病理学多种机制的分子决定因素（Molecular deiermimants driving diverse mechanisms of antibody-mediated pathology）	2021	329
R21NS104516	重症肌无力的抗原特异性治疗：针对自身免疫B细胞的嵌合自身抗体受体T细胞（Antigen-specific treatment of myasthenia gravis: Chimeis autoantibody receptor T cells targetin autoimmune B cells）	2018	320
R56AI114780	重症肌无力中自身抗体产生机制（Mechanisms of autoantibody production in myasthenfa gravis）	2015	297
R21AI142198	研究重症肌无力自身抗体病理学的新颖方法（Novel Approaches for Invastigating the pathology of Myasthenia Gravis Autoantibodies）	2018	282

七、创伤性颅脑损伤

图3.7.1为创伤性颅脑损伤领域内全球主要资助机构的资助项目数量和资助金额的具体情况。资助金额最多的机构为美国国立卫生研究院（NIH），金额达到6亿美金，其资助的项目数量也位列第一，约为500个。中国国家自然科学基金委员会（NSFC）资助的金额为约1700美元，其资助的项目约为260个。资助金额前十的机构中，有4家来自美国，除去美国国立卫生研究院（NIH）之外，还有美国国家科学基金会（NSF）、以患者为中心的疗效研究所（the Patient-Centered Outcomes Research Institute，PCORI）和神经科学与再生医学中心（Center for Neuroscience and Regenerative Medicine，CNRM）。值得注意的是，美国国家科学基金会主要资助的科研项目为理科和工科等非医疗领域的基础研究和教育活动，但其在2013—2023年对创伤性颅脑损伤领域内的资助达到约1400万美元。神经科学与再生医学中心（Center for Neuroscience and Regenerative Medicine，CNRM）是一个由美国国会建立的联邦内部研究中心，其专注研究创伤性颅脑损伤（traumatic brain injury，TBI）的所有方向，并特别关注与军事有关的颅脑损伤[①]，其大部分研究都是在美国国立卫生研究院（NIH）和国立海军医疗中心（National Naval Medical Center）及华盛顿特区的沃尔特里德陆军医疗中心（Walter Reed Army Medical Center）进行的。该中心在2013—2023年对创伤性颅脑损伤的资助达到1100万美元。来自其他国家的资助金额前十基金机构还有欧洲的欧盟委员会、加拿大的加拿大健康研究院（CIHR）、澳大利亚的国立健康与医学理事会（National Health and Medical Research Council，NHMRC）和澳大利亚政府的卫生和老年护理部（Department of Health and Aged Care）。

图3.7.2显示，在6家主要的基金机构加拿大卫生研究院（CIHR）、欧盟委员会、日本学术振兴会（JSPS）、美国国立卫生研究院（NIH）、英国研究与创新署（UKRI）和中国国家自然

---

① https://www.cnrmstudies.org/

表 3.7.2　2013—2023年创伤性颅脑损伤领域美国国立卫生研究院资助金额前十的项目编号、项目名称、下属资助机构、项目起始年份和项目金额

项目编号	项目名称	项目起始年份	项目金额（万元人民币）
U01NS099046	严重创伤性颅脑损伤中的脑氧优化－第3阶段（BOOST-3）［Brain Oxygen Optimization in Severe Traumatic Brain Injury-Phase 3（BOOST-3）］	2018	15 697
U01NS086090	创伤性颅脑损伤的研究与临床知识转化（Transforming Research and Clinical Knowledge in Traumatic Brain Injury）	2013	13 639
U01NS093334	慢性创伤性脑病：检测、诊断、病程和风险因素（Chronic Traumatic Encephalopathy: Detection, Diagnosis, Course, and Risk Factors）	2015	11 805
U01NS081041	儿童创伤性颅脑损伤的多种医学疗法；比较有效性方法（Multiple Medical Therapies for Pediatric TBI; Comparative Effectiveness Approach）	2013	11 323
U54NS115322	CONNECT-TBI	2019	6549
RF1NS115268	创伤后神经退行性变的临床和生物学特征：TBI晚期效应的体内诊断（Clinical & biological signatures of post-traumatic neurodegeneration: Toward in vivo diagnosis of the late effects of TBI.）	2019	4934
U01NS086625	CTE 的神经病理学和 TBI 的延迟效应：走向体内诊断（Neuropathology of CTE and Delayed Effects of TBI: Toward In-Vivo Diagnostics）	2014	4348
U01NS086659	CTE 和创伤后神经退行性变：神经病理学和体外成像（CTE and Posttraumatic Neurodegeneration: Neuropathology and Ex Vivo Imaging）	2014	4332
R01NS098494	弥漫性轻度脑损伤对儿童临床结局的影响（the Impact of Diffuse Mild Brain Injury on Clinical Outcomes in Children）	2016	4153
R01AG061028	利用现有的老龄化研究网络研究 TBI 和 AD/ADRD 风险（学习TBI 和 AD）［Leveraging Existing Aging Research Networks to investigate TBI and AD/ADRD risk（LEARN TBI & AD）］	2019	4113

八、中枢神经系统肿瘤

图 3.8.1 为中枢神经系统肿瘤领域内全球主要资助机构的资助项目数量和资助金额的具体情况。其中资助金额最高的基金机构为美国国立卫生研究院（NIH），资助金额达到6亿美元。其次为美国国防部（DoD），资助金额达到约7000万美元，资助的项目约为500个。资助金额前十的机构中来自美国的还有得克萨斯州癌症预防与研究所[①]（the Cancer Prevention and Research Institute of Texas，CPRIT）。前十机构中，来自其他国家的包括：加拿大的两所基金机构，分

---

① 得克萨斯州癌症预防与研究所是得克萨斯州资助癌症研究的一个州立机构，其资金来源于得克萨斯州发行的债券。德克萨斯州的研究人员和机构可根据 CPRIT 的资助计划和目标申请资助。自2019年起，CPRIT 已成为全美第二大癌症研究公共资助机构，仅次于美国国家癌症研究所（National Cancer Institute）。中国国家自然基金委资助的金额位列第六，约为1500万美元。

别为加拿大健康研究院（CIHR）和加拿大安大略省的经济发展、就业创造和贸易部[①]（Ontario Ministry of Economic Development, Job Creation and Trade）；英国的一家机构，英国国家健康研究所（National Institute for Health and Care Research，NIHCR）；以及来自澳大利亚的两家机构，分别为澳大利亚政府的卫生与老年护理部（Department of Health and Aged Care）和澳大利亚的国立健康与医学研究理事会（National Health and Medical Research Council，NHMRC）。

图3.8.2显示，在6家主要的基金机构加拿大健康研究院（CIHR）、欧盟委员会（European Commission）、日本学术振兴会（JSPS）、美国国立卫生研究院（NIH）、英国研究与创新署（UKRI）和中国国家自然科学基金委员会（NSFC）各自资助的金额前十的中枢神经系统肿瘤领域科研项目中，美国国立卫生研究院（NIH）在2014年资助的项目金额最高，达到约3200万美元，且其大部分项目的资助金额均高于其他基金机构资助的项目，但其资助的10个项目都在2020年或之前立项。欧盟委员会在2013—2023年资助金额前十的项目较为均匀地分布在11年间，其中金额最大的项目在2023年立项，约为600万美元。中国国家自然科学基金委员会（NSFC）资助金额前十的项目集中在2014年、2015年和2020年这3个年份，其最高金额的项目立项在2015年，为42万美元。单个项目金额来看，中国国家自然科学基金委员会（NSFC）、日本学术振兴会（JSPS）和英国研究与创新署（UKRI）的项目金额普遍低于美国国立卫生研究院

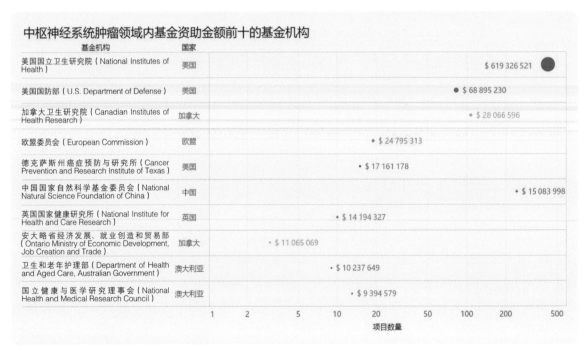

图3.8.1　2013—2023年中枢神经系统肿瘤领域基金资助金额前十的资助机构的资助项目数量和资助金额。图中圆圈大小代表了资助金额大小，圆圈越大，金额越高。资助金额单位为美元。基金机构排序按照资助金额由大到小排序

[①] 加拿大安大略省的经济发展、就业创造和贸易部通过提供研发和科研基金、商业咨询服务、就业机会、创业计划、职业技能发展以及吸引商业投资者来协助安大略省的企业及经济发展。

中枢神经系统肿瘤主要基金机构资助金额前十的项目

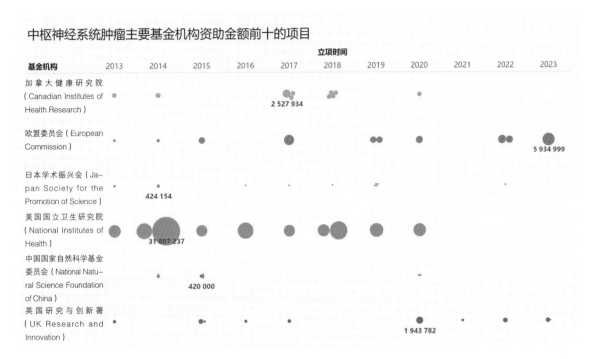

图 3.8.2　2013—2023 年中枢神经系统肿瘤领域全球主要基金机构的资助金额前十项目（如不足 10 个项目，则显示的项目为该病种在此基金机构的全部项目）。图中圆圈大小代表了资助金额大小，圆圈越大，金额越高。圈圈标注的数字为该基金机构资助金额最高的项目的资助金额。资助金额单位为美元

（NIH）、欧盟委员会和加拿大健康研究院（CIHR）。

中国国家自然科学基金委员会（NSFC）与美国国立卫生研究院（NIH）分别具体资助的中枢神经系统肿瘤领域的金额前十项目信息详见表 3.8.1 和表 3.8.2。

表 3.8.1　2013—2023 年中枢神经系统肿瘤领域中国国家自然科学基金资助金额前十的项目类型、项目名称、项目承担机构、项目起始时间和项目金额

项目类型	项目名称	项目承担机构	项目起始年份	项目金额（万元人民币）
国际（地区）合作与交流项目	CCN家族蛋白CYR61参与调控细胞有丝分裂的分子机制及其功能研究	中山大学	2015	300
国际（地区）合作与交流项目	基于太赫兹、红外和拉曼全光谱技术的脑胶质瘤早期诊断研究	上海理工大学	2020	100
国际（地区）合作与交流项目	肿瘤微环境响应性纳米载体用于脑肿瘤及脑转移瘤的诊疗一体化研究	四川大学	2020	100
面上项目	葡萄糖转运相关基因SLC2A4RG在脑胶质瘤发生过程中的分子机制研究	复旦大学	2014	85
面上项目	IDH1 R132H突变体通过下调p53促进胶质瘤发生的机理	厦门大学	2014	85
面上项目	IKBKE激活IL6介导的炎症相关通路促进神经胶质瘤干细胞样特性的生物学作用与分子机制	中山大学	2015	80

续　表

项目类型	项目名称	项目承担机构	项目起始年份	项目金额（万元人民币）
面上项目	长链非编码RNA-H19通过竞争性结合miR-181家族和衍生miR-675双通路调控脑胶质瘤EMT进程的机制研究	南京医科大学	2015	80
面上项目	Dock180结合蛋白TRAF6调节神经胶质瘤生长与侵袭的分子机制	上海交通大学	2014	80
面上项目	miRNA-126对胶质瘤干细胞向血管周细胞转分化的调控作用及机制研究	中国人民解放军第三军医大学	2014	80
面上项目	表皮生长因子受体异构体EGFRvA对HNRNPF的调控和机制研究	上海交通大学	2015	80

表3.8.2　2013—2023年中枢神经系统肿瘤领域美国国立卫生研究院资助金额前十的项目编号、项目名称、项目起始年份和项目金额

项目编号	项目名称	项目起始年份	项目金额（万元人民币）
UM1CA081457	儿童脑肿瘤联盟一个多机构联盟，致力于对儿童中枢神经系统肿瘤实验治疗方法进行新的Ⅰ期和Ⅱ期临床评估（Pediatric Brain Tumor Consortium A multi-institutional consortium devoted to novel phase Ⅰ and Ⅱ clinical evaluations of experimental treatment approaches for pediatric CNS tumors）	2014	22 784
P50CA221747	脑癌转化方法：SPORE（SPORE for Translational Approaches to Brain Cancer）	2018	9215
U54CA210180	麻省理工学院/梅奥物理科学中心，研究脑肿瘤药物分布和疗效（MIT/Mayo Physical Sciences Center for Drug Distribution and Efficacy in Brain Tumors）	2016	7317
UM1CA137443	成人脑肿瘤联盟（ABTC）（Adult Brain Tumor Consortium，ABTC）	2014	6960
U54CA243125	C11orf95-RELA融合驱动的室管膜瘤的生物学和治疗（Biology and therapy of C11orf95-RELA fusion-driven ependymoma）	2019	5273
P01CA245705	神经胶质瘤的性别差异（Sex-based Differences in Glioma）	2020	4731
R01CA172845	脑肿瘤的代谢重编程（Metabolic Reprogramming in Brain Tumors）	2013	4471
DP1NS111132	神经胶质瘤回路：连接系统神经科学和癌症（Glioma Circuitry: Bridging Systems Neuroscience and Cancer）	2018	4074
261201500003I-0-26100078-1	脑肿瘤药物治疗反应和失败的潜在药理学（Underlying Pharmacology of Brain Tumor Drug Treatment Response and Failure）	2017	3834
R01CA194189	个体及不同人群对儿童胶质瘤的遗传易感性（Genetic Susceptibility to Pediatric Glioma inIndividuals and Diverse populations）	2015	3604

九、脊柱退行性疾病

图3.9.1为脊柱退行性疾病领域内全球主要资助机构的资助项目数量和资助金额的具体情况。资助金额最多的机构为美国国立卫生研究院（NIH），金额达到3.8亿美金，其资助的项目数量也位列第一，为200多个。中国国家自然科学基金委员会（NSFC）资助的金额约为720万美元，资助项目为100多个。资助金额前十的基金机构中来自美国的有4家，除去美国国立卫生研究院外还有美国国防部（DoD）、以患者为中心的疗效研究所（the Patient-Centered Outcomes Research Institute，PCORI）和 美国卫生与公众服务部[①]（US Department of Health and Human Services，HHS）。此外，资助金额前十机构中来自英国的有两家，分别是国家健康研究所（National Institute for Health and Care Research，NIHCR）和英国研究与创新署（UKRI）；其余有来自澳大利亚的国立健康与医学研究理事会（National Health and Medical Research Council，NHMRC）和来自加拿大的加拿大卫生研究院（CIHR）。

图3.9.2显示，在6家主要的基金机构加拿大健康研究院（CIHR）、欧盟委员会（European Commission）、日本学术振兴会（JSPS）、美国国立卫生研究院（NIH）、英国研究与创新署

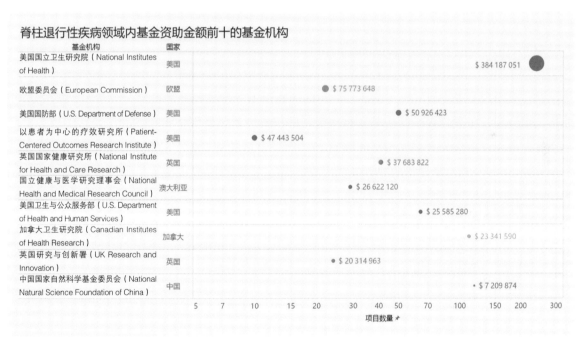

图3.9.1　2013—2023年脊柱退行性疾病领域基金资助金额前十的资助机构的资助项目数量和资助金额。图中圆圈大小代表了资助金额大小，圆圈越大，金额越高。资助金额单位为美元。基金机构排序按照资助金额由大到小排序

---

① 美国卫生与公众服务部是美国联邦政府的一个内阁级行政部门，也是美国最大的基金资助机构，这些资助大部分直接提供给各州、地区、和教育及社区组织，然后再提供给有资格获得资助的个人和其他组织。

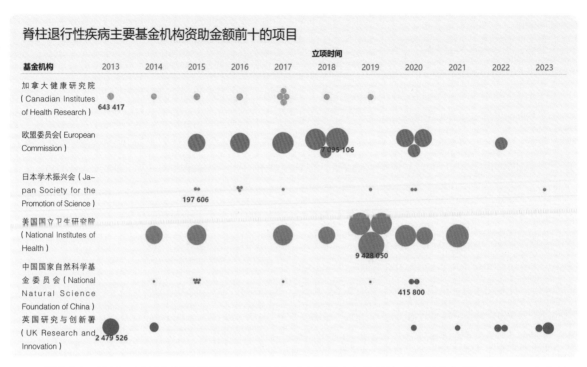

图 3.9.2　2013—2023 年脊柱退行性疾病领域全球主要基金机构的资助金额前十项目（如不足十个项目，则显示的项目为该病种在此基金机构的全部项目）。图中圆圈大小代表了资助金额大小，圆圈越大，金额越高。圈圈标注的数字为该基金机构资助金额最高的项目的资助金额。资助金额单位为美元

（UKRI）和中国国家自然科学基金委员会（NSFC）各自资助的金额前十的脊柱退行性疾病科研项目中，美国国立卫生研究院（NIH）在 2019 年资助的一个项目金额最高，达到约 940 万美元，且其大部分项目金额均高于其他基金机构资助的项目。单个项目金额较高的项目其次较多来自于欧盟委员会，其最高金额的项目立项于 2018 年，金额达到 700 万美元。中国国家自然科学基金委员会（NSFC）的最高金额项目立项于 2020 年，金额约为 42 万美元。值得注意的是，其在 2013—2023 年 10 个金额最高的项目中，5 个项目立项于 2015 年。加拿大卫生研究院（CIHR）的金额前十项目都立项于 2019 年之前，其金额最大的项目立项于 2013 年，金额为 64 万美元。

中国国家自然科学基金委员会（NSFC）与美国国立卫生研究院（NIH）分别具体资助的脊柱退行性疾病领域的金额前十项目信息详见表 3.9.1 和表 3.9.2。

表 3.9.1　2013—2023 年脊柱退行性疾病领域中国国家自然科学基金资助金额前十的项目类型、
项目名称、项目承担机构、项目起始时间和项目金额

项目类型	项目名称	项目承担机构	项目起始年份	项目金额（万元人民币）
重点项目	颈椎病经筋失衡发病机理及"调衡法"作用机制研究	上海中医药大学	2020	297
重点项目	腰突症神经损伤的外周—中枢疼痛机理与推拿镇痛机制研究	上海中医药大学	2020	297
面上项目	整复颈椎筋出槽骨错缝手法力学机制的三维有限元分析与研究	上海中医药大学	2015	74
面上项目	颈交感神经节节后纤维在颈椎后纵韧带上节段分布及其介导不同交感神经症状的研究	中国人民解放军第二军医大学	2015	72
面上项目	成骨相关基因多态性与中国北方汉族人群胸椎后纵韧带骨化症的相关性研究及功能验证	北京大学	2015	72
面上项目	基于差异蛋白质组学研究刮痧干预腰椎间盘突出症的效应机制	南京中医药大学	2015	71
面上项目	益气活血方介导 P38MARK 信号转导通路促进腰椎间盘突出重吸收的机制	南京中医药大学	2015	70
面上项目	脊髓型颈椎病危险因素、证候类型及单核苷酸多态性关系的研究	上海中医药大学	2014	63
面上项目	基于穿戴式步态分析的脊髓型颈椎病的评价研究	大连理工大学	2019	63
面上项目	椎弓根延长微创治疗骨质疏松腰椎椎管狭窄术的生物力学机制研究	南方医科大学	2017	60

表 3.9.2　2013—2023 年脊柱退行性疾病领域美国国立卫生研究院资助金额前十的项目编号、
项目名称、项目起始年份和项目金额

项目编号	项目名称	项目起始年份	项目金额（万元人民币）
UH3AT008769	脊椎手法和患者自我管理预防急性背痛转为慢性背痛的研究（PACBACK）［Spinal Manipulation and Patient Self-Management for Preventing Acute to Chronic Back Pain（PACBACK）Study］	2019	6734
P01AG066603	骨骼和关节的老化退变（Skeleton and Joint Degeneration with Aging）	2021	5052
UH3AT009761	退伍军人脊椎按摩护理：一项针对慢性腰痛剂量效应的实用随机试验（Chiropractic Care for Veterans: A Pragmatic Randomized Trial Addressing Dose Effects for cLBP）	2019	4834
UH3AT009763	军事卫生系统中腰痛的 SMART 分级护理管理（SMART Stepped Care Management for Low Back Pain in Military Health System）	2019	4434
UH3AT009790	AIM BACK UH3 过渡（AIM BACK UH3 Transition）	2020	4427
P30AR072581	印第安纳州肌肉骨骼健康临床研究核心中心（Indiana Core Center for Clinical Research in Musculoskeletal Health）	2017	3907
R01AR067715	严重脊柱侧弯的遗传风险因素（Genetic risk factors for severe scoliosis）	2015	3842

续　表

项目编号	项目名称	项目起始年份	项目金额（万元人民币）
R01AR066517	定量多参数MRI评估干细胞治疗慢性腰痛的效果（Quantitative Multiparametric MRI to Assess the Effect of Stem Cell Therapy on Chronic Low Back Pain）	2014	3283
R01AT009680	评估两种不同的互补/整合疗法中的特定和非特定机制（Evaluating Specific and Non-Specific Mechanisms in Two Distinct Complementary/Int）	2018	2940
UG3NR019196	有效应对联合干预的疼痛反应评估（PRECICE）（Pain Response Evaluation of a Combined Intervention to Cope Effectively，PRECICE）	2020	2807

primate hippocampal aging，其被引次数达51次。

Nature Communications 是所有产出来源出版物中影响力最高的期刊，2023年期刊的 CiteScore 为24.9，该基金的成果中共有1篇文章发表在该期刊，具体文章为 *Intracranial electrophysiological and structural basis of BOLD functional connectivity in human brain white matter*。

（二）突触和神经环路调控的分子机制及其在神经精神疾病中的作用

该项目于2015年立项，项目承担机构为浙江大学，项目主持人为段树民，基金类别为创新研究群体项目，受资助金额为525万元人民币。该项目的关键词包含"突触功能""神经环路稳态调控""GABA能""谷氨酸能"和"神经精神疾病"。

在 Scopus 数据库中查询该基金相关学术产出，目前共发表了34篇相关文章，其中被引次数最高的是2017年发表在 *Autophagy* 上的文章 *BNIP3L/NIX-mediated mitophagy protects against ischemic brain injury independent of PARK2*，其被引次数达196次。

Nature Medicine 是所有产出来源出版物中影响力最高的期刊，2019年期刊的 CiteScore 为45.9，该基金的成果中共有1篇文章发表在该期刊，具体文章为 *Cannabinoid CB1 receptors in the amygdalar cholecystokinin glutamatergic afferents to nucleus accumbens modulate depressive-like behavior*。

（三）癫痫活动定位的功能影像学表征、生物学基础及临床转化体系构建

该项目于2017年立项，项目承担机构为中国人民解放军东部战区总医院，项目主持人为卢光明，基金类别为重大项目，受资助金额为468万元人民币。项目关键词包含"癫痫""定位""影像""生物学"和"临床"。

在 Scopus 数据库中查询该基金相关学术产出，目前共发表了41篇相关文章，其中被引次数最高的是2020年发表在 *Frontiers in Neurology* 上的文章 *Role of NKCC1 and KCC2 in Epilepsy: From Expression to Function*，其被引次数达70次。

IEEE Transactions on Medical Imaging 是所有产出来源出版物中影响力最高的期刊，2022年期刊的 CiteScore 为20.1，共有1篇文章发表在该期刊，具体文章为 *Multimodal Triplet Attention Network for Brain Disease Diagnosis*。

五、肌萎缩侧索硬化

（一）在基于C9ORF72-ALS患者特异性iPS的肌萎缩侧索硬化疾病模型中研究G4C2重复扩增的致病机制

该项目于2019年立项，项目承担机构为同济大学，项目主持人为徐俊，基金类别为国际（地区）合作与交流项目，受资助金额为300万元人民币。该项目的关键词包含"肌萎缩侧索硬化""运动神经元""星形胶质细胞""多潜能诱导干细胞""C9ORF72"。

在Scopus数据库中查询该基金相关学术产出，目前共发表了18篇相关文章，其中被引次数最高的是2017年发表在 *Proceedings of the National Academy of Sciences of the United States of America* 上的文章 *TrkB neurotrophic activities are blocked by α-synuclein, triggering dopaminergic cell death in Parkinson's disease*，其被引次数达85次。

Science Advances 是所有产出来源出版物中影响力最高的期刊，2021年期刊的CiteScore为18.5，该基金的成果中共有1篇文章发表在该期刊，具体文章为 *Oxidative phosphorylation enhances the leukemogenic capacity and resistance to chemotherapy of B cell acute lymphoblastic leukemia*。

（二）泛素样蛋白在肌萎缩侧索硬化症发病过程中的作用和机制研究

该项目于2022年立项，项目承担机构为浙江大学，项目主持人为沈承勇，基金类别为重点项目，受资助金额为261万元人民币。该项目的关键词包含"肌萎缩侧索硬化""硬化症"。

在Scopus数据库中查询该基金相关学术产出，目前共发表了3篇相关文章，其中被引次数最高的是2023年发表在 *Cell Reports* 上的文章 *Negative regulation of TREM2-mediated C9orf72 poly-GA clearance by the NLRP3 inflammasome*，其被引次数达9次。*Cell Reports* 是所有产出来源出版物中影响力最高的期刊，2023年期刊的CiteScore为13.8，该基金的成果中共有1篇文章发表在该期刊。

（三）利用新的小鼠模型研究免疫应答在ALS发病中的作用

该项目于2022年立项，项目承担机构为中国科学院遗传与发育生物学研究所，项目主持人为许执恒，基金类别为国际（地区）合作与交流项目，受资助金额为200万元人民币。该项目的关键词包含"肌萎缩侧索硬化""凋亡""免疫反应"和"PCDHA9"。

在Scopus数据库中查询该基金相关学术产出，目前共发表了10篇相关文章，其中被引次数最高的是2021年发表在 *Nature Metabolism* 上的文章 *Aberrant NAD$^+$ metabolism underlies Zika virus-induced microcephaly*，其被引次数达33次。

Cell Research 是所有产出来源出版物中影响力最高的期刊，2022年期刊的CiteScore为41.8，该基金的成果中共有1篇文章发表在该期刊，具体文章为 *Evolutionarily conservative and non-conservative regulatory networks during primate interneuron development revealed by single-cell RNA and ATAC sequencing*。

六、重症肌无力

（一）重症肌无力靶向非编码RNA风险通路的药物识别及机制研究

该项目于2018年立项，项目承担机构为哈尔滨医科大学，项目主持人为王丽华，基金类别为国际（地区）合作与交流项目，受资助金额达到240万元人民币。该项目的关键词包含"重症肌无力""风险通路""药物作用""微小RNA"和"长链非编码RNA"。

在Scopus数据库中查询该基金相关学术产出，目前共发表了35篇相关文章，其中被引次数最高的是2020年发表在 *EMBO Molecular Medicine* 上的文章 *Inhibition of double-strand DNA-sensing cGAS ameliorates brain injury after ischemic stroke*，其被引次数达163次。

Briefings in Bioinformatics 是所有产出来源出版物中影响力最高的期刊，2020年期刊的CiteScore为16.6，共有1篇文章发表在该期刊，具体文章为 *MicroRNAs and nervous system diseases: Network insights and computational challenges*。

（二）利用生物标记物探讨重症肌无力的临床亚型和精准治疗

该项目于2016年立项，项目承担机构为中山大学，项目主持人为刘卫彬，基金类别为国际（地区）合作与交流项目，受资助金额达到236万元人民币。该项目的关键词包含"重症肌无力""免疫抑制剂""生物标记物""精准治疗""临床亚型"。

在Scopus数据库中查询该基金相关学术产出，目前共发表了16篇相关文章，其中被引次数最高的是2018年发表在 *Frontiers in Neurology* 上的文章 *Clinical characteristics of juvenile myasthenia gravis in Southern China*，其被引次数达40次。

Immunity and Ageing 是所有产出来源出版物中影响力最高的期刊，2021年期刊的CiteScore为10.1，该基金的成果中共有1篇文章发表在该期刊，具体文章为：*Quantification of dendritic cell subsets in human thymus tissues of various ages*。

（三）TFH细胞的稳态失调在重症肌无力发病中的作用及其调节的研究

该项目于2013年立项，项目承担机构为中山大学，项目主持人为刘卫彬，基金类别为面上项目，受资助金额为70万元人民币。该项目的关键词包含"重症肌无力""调节性T细胞""滤泡辅助T细胞""免疫稳态"和"调节作用"。

在Scopus数据库中查询该基金相关学术产出，目前共发表了9篇相关文章，其中被引次数最高的是2018年发表在 *Frontiers in Neurology* 上的文章 *Clinical characteristics of juvenile myasthenia gravis in Southern China*，其被引次数达40次。

Clinical Immunology 是所有产出来源出版物中影响力最高的期刊，2020年期刊的CiteScore为7.5，该基金的成果中共有1篇文章发表在该期刊，具体文章为 *Quantitative features and clinical significance of two subpopulations of AChR-specific CD4+ T cells in patients with myasthenia gravis*。

七、创伤性颅脑损伤

（一）脑创伤后BDMP介导脑水肿的作用机制及其干预的研究

该项目于2019年立项，项目承担机构为天津医科大学，项目主持人为张建宁，基金类别为重点项目，受资助金额为297万元人民币。该项目的关键词包含"创伤性颅脑损伤""脑源性微粒""小胶质细胞""血脑屏障"和"脑水肿"。

在Scopus数据库中查询该基金相关学术产出，目前共发表了34篇相关文章，其中被引次数最高的是2023年发表在 *Neural Regeneration Research* 上的文章 *Maraviroc promotes recovery from traumatic brain injury in mice by suppression of neuroinflammation and activation of neurotoxic reactive astrocytes*，其被引次数达32次。

Blood 是所有产出来源出版物中影响力最高的期刊，2021年期刊的CiteScore为19.5，该基金的成果中共有2篇文章发表在该期刊。

（二）颅脑创伤后血脑屏障继发性损伤机制及干预

该项目于2013年立项，项目承担机构为天津医科大学，项目主持人为张建宁，基金类别为重点项目，受资助金额为290万元人民币。该项目的关键词包含"颅脑创伤""血脑屏障""继发性脑损伤""神经炎症"和"神经免疫"。

在Scopus数据库中查询该基金相关学术产出，目前共发表了46篇相关文章，其中被引次数最高的是2018年发表在 *JAMA Neurology* 上的文章 *Safety and Efficacy of Atorvastatin for Chronic Subdural Hematoma in Chinese Patients: A Randomized Clinical Trial*，其被引次数达173次。

Blood 是所有产出来源出版物中影响力最高的期刊，2021年期刊的CiteScore为19.5，共有1篇文章发表在该期刊，具体文章为 *Conformation-dependent blockage of activated VWF improves outcomes of traumatic brain injury in mice*。

（三）组织损伤与炎症调控

该项目于2013年立项，项目承担机构为中国人民解放军第三军医大学，项目主持人为戴双双，基金类别为重点项目，受资助金额为100万元人民币。该项目的关键词包含"颅脑创伤""炎症""腺苷A2A受体""谷氨酸"和"中性粒细胞"。

在Scopus数据库中查询该基金相关学术产出，目前共发表了2篇相关文章，其中被引次数最高的是2015年发表在 *Cellular Signalling* 上的文章 *The mutual regulation between miR-214 and A2AR signaling plays an important role in inflammatory response*，其被引次数达30次。*Cellular Signalling* 是所有产出来源出版物中影响力最高的期刊，2015年期刊的CiteScore为8.1，该基金的成果中共有1篇文章发表在该期刊。

八、中枢神经系统肿瘤

（一）肿瘤微环境响应性纳米载体用于脑肿瘤及脑转移瘤的诊疗一体化研究

该项目于2019年立项，项目承担机构为四川大学，项目主持人为高会乐，基金类别为国际（地区）合作与交流项目，受资助金额为100万元人民币。该项目的关键词包含"C15脑""中枢神经系统肿瘤""可聚集纳米粒""肿瘤微环境响应性"和"热休克蛋白70"。

在Scopus数据库中查询该基金相关学术产出，目前共发表了31篇相关文章，其中被引次数最高的是2023年发表在 *Chinese Chemical Letters* 上的文章 *Advances of nanoparticles as drug delivery systems for disease diagnosis and treatment*，其被引次数达246次。

Advanced Functional Materials 是所有产出来源出版物中影响力最高的期刊，2021年期刊的CiteScore为26.6，该基金的成果中共有2篇文章发表在该期刊。

（二）基于太赫兹、红外和拉曼全光谱技术的脑胶质瘤早期诊断研究

该项目于2019年立项，项目承担机构为上海理工大学，项目主持人为彭滟，基金类别为国际（地区）合作与交流项目，受资助金额为100万元人民币。该项目的关键词包含"C15脑""中枢神经系统肿瘤""太赫兹波""微结构超材料""大数据分析"和"混合物分析算法"。

在Scopus数据库中查询该基金相关学术产出，目前共发表了19篇相关文章，其中被引次数最高的是2020年发表在 *PhotoniX* 上的文章 *Terahertz spectroscopy in biomedical field: a review on signal-to-noise ratio improvement*，其被引次数达197次。

Chemical Engineering Journal 是所有产出来源出版物中影响力最高的期刊，2023年期刊的CiteScore为21.7，共有1篇文章发表在该期刊，具体文章为 *Terahertz ultrasensitive biosensor based on wide-area and intense light-matter interaction supported by QBIC*。

（三）葡萄糖转运相关基因SLC2A4RG在脑胶质瘤发生过程中的分子机制研究

该项目于该项目于2019年立项，项目承担机构为复旦大学，参与机构还包含同济大学和上海交通大学，项目主持人为陈红岩，基金类别为面上项目，受资助金额为85万元人民币。该项目的关键词包含"肿瘤发生""葡萄糖转运蛋白""调节蛋白""C15脑""中枢神经系统肿瘤"。

在Scopus数据库中查询该基金相关学术产出，目前共发表了9篇相关文章，其中被引次数最高的是2018年发表在 *Oncology Reports* 上的文章 *Actin-capping protein CapG is associated with prognosis, proliferation and metastasis in human glioma*，其被引次数达27次。

EBioMedicine 是所有产出来源出版物中影响力最高的期刊，2019年期刊的CiteScore为8.7，该基金的成果中共有1篇文章发表在该期刊，具体文章为 *Shuttling SLC2A4RG is regulated by 14-3-3θ to modulate cell survival via caspase-3 and caspase-6 in human glioma*。

九、脊柱退行性疾病

（一）成骨相关基因多态性与中国北方汉族人群胸椎后纵韧带骨化症的相关性研究及功能验证

该项目于2014年立项，项目承担机构为北京大学，项目主持人为刘晓光，基金类别为面上项目，受资助金额为72万元人民币。该项目的关键词包含"基因多态性""骨代谢""发病机制""后纵韧带骨化"和"胸椎"。

在Scopus数据库中查询该基金相关学术产出，目前共发表了13篇相关文章，其中被引次数最高的是2015年发表在 *Journal of Experimental and Clinical Cancer Research* 上的文章 *Inhibition of oleandrin on the proliferation show and invasion of osteosarcoma cells in vitro by suppressing Wnt/β-catenin signaling pathway*，其被引次数达54次。

ACS Applied Materials and Interfaces 是所有产出来源出版物中影响力最高的期刊，2020年期刊的CiteScore为14，该基金的成果中共有1篇文章发表在该期刊，具体文章为：*Hif-1α-mediated mitophagy determines zno nanoparticle-induced human osteosarcoma cell death both in vitro and in vivo*。

（二）基于穿戴式步态分析的脊髓型颈椎病的评价研究

该项目于2018年立项，项目承担机构为大连理工大学，项目主持人为王哲龙，基金类别为面上项目，受资助金额为63万元人民币。该项目的关键词包含"体感网""脊髓型颈椎病"和"步态分析"。

在Scopus数据库中查询该基金相关学术产出，目前共发表了47篇相关文章，其中被引次数最高的是2022年发表在*Information Fusion*上的文章*Multi-sensor information fusion based on machine learning for real applications in human activity recognition: State-of-the-art and research challenges*，其被引次数达348次。

*Information Fusion*是所有产出来源出版物中影响力最高的期刊，2022年期刊的CiteScore为38.6，共有1篇文章发表在该期刊，具体文章为*Multi-sensor information fusion based on machine learning for real applications in human activity recognition: State-of-the-art and research challenges*。

（三）椎弓根延长微创治疗骨质疏松腰椎椎管狭窄术的生物力学机制研究

该项目于2016年立项，项目承担机构为南方医科大学，项目主持人为欧阳钧，基金类别为面上项目，受资助金额为60万元人民币。该项目的关键词包含"腰椎管狭窄""骨质疏松""椎弓根延长""腰椎退行性病变"和"生物力学"。

在Scopus数据库中查询该基金相关学术产出，目前共发表了4篇相关文章，其中被引次数最高的是2018年发表在*Bone and Joint Journal*上的文章*A comparison of the biomechanical stability of pedicle-lengthening screws and traditional pedicle screws: An in vitro instant and fatigue-resistant pull-out test*，其被引次数达9次。*Bone and Joint Journal*是所有产出来源出版物中影响力最高的期刊，2018年期刊的CiteScore为6.2。

附　录

附录一　分析文集形成方法论

1. 研究主题和研究主题群

研究主题（topic）是一群具有共同研究兴趣的文章集合，代表了这些文章研究内容的共同焦点。在 Scopus 数据库中，所有的文章[①]通过直接被引的算法归类于约 96 000 个研究主题中，一篇文章只能属于一个研究主题和研究主题群。在具体一个研究主题中的文章之间是强被引关系，弱被引关系的文章将被归于不同的研究主题中，即一个研究主题是一群具有共同研究兴趣的文章集合，代表了这些文章研究内容的共同焦点，详见以下研究主题聚类示意图（附图 1.1）。

探究主题群（topic cluster）是通过将具有相似研究兴趣的研究主题聚集在一起，形成一个更广泛、更高层次的研究领域。研究主题群同样使用直接被引算法，当研究主题之间的引用链接强度达到一个阈值时，就会形成一个研究主题群。这些主题群可以用来更广泛地了解一个国家、机构（或团体）或研究人员（或团体）正在进行的研究领域，然后再钻研到颗粒度更细的研究主题。

在 96 000 个研究主题中，每个研究主题都与 1500 个研究主题群中的一个相匹配。与研究主题一样，一个研究人员或机构可以为多个研究主题群做出贡献，但一个研究主题只能属于一个研究主题群，一篇文章只能属于一个研究主题（因此也属于一个研究主题群）。

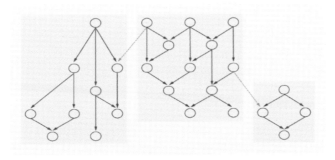

附图 1.1　圆圈表示文章，实线箭头表示强被引关系，虚线箭头表示弱被引关系。存在强被引关系的文章被分在同一个研究主题下，存在弱被引关系的文章则被归于不同的研究主题中

---

① 含 Scopus 中 1996 年及之后发表的约 95% 的文献。

研究主题群关键词（keyphrase）是SciVal使用Elsevier Fingerprint Engine结合文本挖掘和自然语言处理技术从文章集合中的文章标题、摘要和作者关键词中提取出来的重要词组概念，主要用于展示研究主题群内的研究内容。这种提取方法基于逆文档频率（inverse document frequency-，IDF[1]、[2]）算法赋予每个单词一个归一化的相关度，这种算法可以相对减少在文集中经常出现的单词的权重，增加较少出现的单词的权重，从而使得关键词能较为综合且均衡地展现细分领域内的研究内容。每个研究主题群可以由其内相关度（relevance）前五十的关键词词云图来观察其研究内容与其他研究主题群的差别。

研究主题全球显著度（prominence percentile）：该指标采用了研究主题的3个指标进行线性计算：被引次数、在Scopus中的被浏览数和平均期刊因子CiteScore。其体现了该研究主题被全球学者的关注度、热门程度和发展势头，并且显著度与研究资金、补助等呈正相关，通过寻找显著度高的研究主题，可以指导科研人员及科研管理人员获得更多的基金资助。研究主题全球显著度得分是根被引次数、在Scopus中的被浏览数和平均期刊因子CiteScore三个指标的线性计算来得到的。

第 n 年每个主题 j 的显著度值等式是：

$$P_j = \frac{0.495\left[C_j - mean(C_j)\right]}{stdev(C_j)} + \frac{0.391\left[V_j - mean(V_j)\right]}{stdev(V_j)} + \frac{0.114\left[CS_j - mean(CS_j)\right]}{stdev(CS_j)}$$

其中：

C_j 是主题 j 在 n 和 n-1 年发表的文献在第 n 年引用计数；

V_j 是主题 j 在 n 和 n-1 年发表的文献在第 n 年 Scopus 浏览次数；

CS_j 是主题 j 在第 n 年发表的文献的平均 CiteScore。

将这些原始值对数变换为公式中使用的值，其中：

$$C_j = \ln(C_j + 1)$$
$$V_j = \ln(V_j + 1)$$
$$CS_j = \ln(CS_j + 1)$$

2. 神经系统疾病领域文集构成

九类神经系统疾病领域的科研文集由相应研究内容的研究主题群组合而成，相应的研究主题群见附表1.1。

---

① Robertson, S. Understanding inverse document frequency: On theoretical arguments for IDF. Journal of Documentation, 2004, 60（5）：503-520.

② Manning, C.D, Raghavan, P, Schutze, H. Scoring, term weighting, and the vector space model（PDF）. Introduction to Information Retrieval, 2008：100.

附表 1.1. 九类神经系统疾病分别对应的研究主题群及其标题

疾病	研究主题群编号	研究主题群标题
阿尔茨海默病	TC.32	阿尔茨海默病｜痴呆｜淀粉样蛋白（Alzheimer Disease｜Dementia｜Amyloid）
癫痫	TC.73	癫痫｜癫痫发作｜脑电图（Epilepsy｜Seizures｜Electroencephalography）
帕金森病	TC.102	帕金森病｜脑深部刺激｜患者（Parkinson Disease｜Deep Brain Stimulation｜Patients）
脑血管病	TC.48	卒中｜步态｜康复（Stroke｜Gait｜Rehabilitation）
	TC.288	颅内动脉瘤｜动脉瘤｜蛛网膜下腔出血（Intracranial Aneurysm｜Aneurysm｜Subarachnoid Hemorrhage）
	TC.138	脑缺血｜卒中｜脑出血（Brain Ischemia｜Stroke｜Cerebral Hemorrhage）
肌萎缩侧索硬化	TC.1021	肌萎缩侧索硬化｜运动神经元｜神经退行性疾病（Amyotrophic Lateral Sclerosis｜Motor Neurons｜Neurodegenerative Disease）
创伤性颅脑损伤	TC.258	创伤性颅脑损伤｜颅脑创伤｜患者（Traumatic Brain Injure｜Craniocerebral Trauma｜Patients）
重症肌无力	TC.810	重症肌无力｜胸腺瘤｜脑炎（Myasthenia Gravis｜Thymoma｜Encephalitis）
脊柱退行性疾病	TC.23	脊柱｜患者｜腰痛（Spine｜Patients｜Low Back Pain）
中枢神经系统肿瘤	TC.222	胶质瘤｜中枢神经系统肿瘤｜患者（Glioma｜CNS Neoplasms｜Patients）

3. 代表性文章的定量指标筛选方法

（1）在各病种相关的研究主题群文集中选取位于ASJC27学科medicine和Neuroscience的全球前1%高被引文献。

（2）在以上筛选出的前1%高被引文献中筛选研究成熟度（research level）为临床观察（clinical observation）和临床调查-临床观察混合（clinical mix），以及文献类型为Article、Review和Conference Paper类型的文章。

（3）在以上筛选出的文章中，选取归一化引文影响力（field weighted citation impact，FWCI）、被引次数（Citation）及浏览次数（View）三个定量指标的最大值标准化数据，进行加权打分，倒排选取全球得分最高的前100篇文章，其中包含前80篇Article和Conference Paper文章，以及前20篇Review文章。同时还补充了政策文档的引用（policy citation）、专利被引次数（patent citation）以及文章的产学合作（academic-corporate collaboration）以供参考。

指标最大值标准化：最大值标准化就是让数据中的每个值都除以该组数据中的最大值，即把数据标准化处理为[0,1]之间，公式为x=x/max（x）。

指标权重分布：FWCI（45%）、Citation（45%）、View（10%）。

此外，由于不同病种文集的前1%高被引文献在进行研究成熟度（research level）筛选之后文章数量存在差异，对于筛选之后不足100篇的病种会做不同处理。

对于肌萎缩侧索硬化和重症肌无力病种：在其前1%高被引文献中筛选研究成熟度（research level）为临床观察（clinical observation）和临床调查–临床观察混合（clinical mix）的文章之后，文章数量分别为73篇和96篇，所以这两个病种在筛选代表性文章时仅做文献类型限制，再进行加权打分选取前100篇。

对于中国数据：选取各病种的全球前1%高被引文章中发文国家为中国的文章，对于限制研究成熟度之后仍超过50篇的病种，同样会对文章进行加权打分选取前50篇，对于在全球前1%高被引文章中中国发文不足50篇的病种，则不做筛选，提供各病种全球前1%高被引文章中中国的所有文章。

附录二 九大病种的专利检索序列

1. 重症肌无力病种的专利检索序列

TitleAbstract=（Myasthenia Gravis）AND（IPC=（C12N）OR IPC=（C12Q））。

2. 癫痫病种的专利检索序列

TitleAbstract=（epilep* OR antiepileptic OR anti-epilep* OR seizure* OR antiseizure* OR anti-seizure*）AND（ IPC=（A61B）OR IPC=（G16H）OR IPC=（A61K）OR IPC=（G06F）OR IPC =（A61N）or IPC=（A61P））

3. 中枢神经系统肿瘤病种的专利检索序列

TitleAbstract=（Glioma* OR（Glial Cell Tumor*）OR Astrocytoma* OR Astroglioma* OR Gliosarcoma* OR Glioblastoma* OR（DIPG）OR Ependymoma* OR Ganglioglioma* OR Medulloblastoma* OR Medullomyoblastoma* OR Oligodendroglioma* OR Oligodendroblastoma* OR oligo_astrocytoma* OR oligo_dendroglioma* OR oligo_dendroglial* OR GBM OR xanthoastrocytoma* OR oligodendrogli* OR oligoastrocyt* OR ependym* OR subependym* OR astroblastoma* OR gangliocytoma* OR neurocytoma* OR liponeurocytoma* OR pineocytoma* OR pineoblastoma* OR neuroblastoma* OR ganglioneuroblastoma* OR medulloepithelioma*）AND（ IPC（A61K）or IPC=（A61P）or IPC=（C12Q）or IPC=（C12N）or IPC=（G01N）or IPC=（A61B）or IPC=（G16B））

4. 肌萎缩侧索硬化病种的专利检索序列

TitleAbstract=（（（Gehrig OR Charcot OR Guam）AND（disease* OR syndrome*））OR（Amyotrophic Lateral Sclerosis））AND（IPC=（C12N）or IPC=（C12Q）or IPC=（G16H）or IPC=（G01N）or IPC=（A61K）or IPC=（A61B）or IPC=（A61P）or IPC=（G06F）or IPC=（G06N））

5. 阿尔茨海默病的专利检索序列

TitleAbstract=（（（Senile OR Presenile）AND Dementia*）OR Alzheimer* ）AND（IPC=（A61K）or IPC=（A61B）or IPC=（A61P）or IPC=（C12N）or IPC=（C12Q）or IPC=（G16H）or IPC=（G01N）or IPC=（G06F）or IPC=（G06V））

6. 帕金森病的专利检索序列

TitleAbstract=（parkinson*）AND（IPC=（A61N）or IPC=（A61B）or IPC=（G01R）or

IPC=（G06F）or IPC=（A61K）or IPC=（G16H）or IPC=（C12Q）or IPC=（G01N）or IPC=（H02J）or IPC=（C12N））

7. 脊柱退行性疾病病种的专利检索序列

TitleAbstract=（（cervical spondylo*）OR（cervical myelopath*）OR（cervical spin* stenos*）OR（cervical herniat* disc*）OR（lumbar spondylo*）OR（lumbar herniat* disc*）OR（lumbar spin* stenos*））AND（IPC=（A61B）or IPC=（A61F）or IPC=（C12N）or IPC=（C12Q）or IPC=（G06T）or IPC=（A61K）or IPC=（A61P）or IPC=（G16H）or IPC=（A61M）or IPC=（G06N））

8. 创伤性颅脑损伤病种的专利检索序列

TitleAbstract=（（（head OR cranial OR craniocerebral OR brain OR cerebral OR skull OR forehead OR parietal OR temporal OR frontal OR occipital OR axonal OR contrecoup OR contrecoup）seq2（trauma* OR injur* OR laceration*））or（（brain OR cerebral OR intermediate OR severe OR mild OR cerebri）seq2（concuss* OR commotio））or（（brain OR cerebral OR cortical OR cerebellar OR cerebri）seq2（contusion*））or（（cerebrospinal OR csf）seq2（leak* OR drainage* OR rhinorrhea* OR otorrhea*））or（（trauma*）seq2（brain OR cerebral OR intracerebral OR cerebellar OR brainstem OR brain stem OR medullary OR pontine OR midbrain OR intracranial OR cranial epidural OR cranial extradural OR subdural OR subarachnoid）seq2（hemorrhage* OR hematoma*））or（（post）seq2（trauma* OR injur* OR concuss*）seq2（coma* OR epilep* OR seizure* OR convulsion* OR encephalopath* OR syndrome* OR symptom* OR skull fracture*）））AND（IPC=（A61B）or IPC=（A61H）or IPC=（A61M）or IPC=（G06N）or IPC=（A63B）or IPC=（G06T）or IPC=（G06F）or IPC=（A61K）or IPC=（A61P）or IPC=（B25J）or IPC=（G06V）or IPC⁻（G16H））

9. 脑血管病病种的专利检索序列

TitleAbstract=（（ischemic stroke）or（ischaemic stroke）or（（ischemi* OR ischaemi*）seq2（apoplex* OR cerebral vasc* OR cerebrovasc*））OR（（brain OR cerebr* OR cerebell* OR vertebrobasil* OR hemispher* OR intracran* OR intracerebral OR infratentorial OR supratentorial OR middle cerebr* OR anterior circulation OR posterior circulation）seq2（ischemi* OR ischaemi* OR infarct* OR thrombo* OR emboli* OR occlus* OR hypoxi*））OR（（brain* OR cerebr* OR cerebell* OR intracerebral OR intracran* OR parenchymal OR intraparenchymal OR intraventricular OR infratentorial OR supratentorial OR basal gangli* OR putaminal OR putamen OR posterior fossa OR hemispher* OR subarachnoid OR thalamic）seq2（hemorrhag* OR hematoma* OR haemorrhag* OR haematoma* OR bleed*）））AND（IPC=（A61B）or IPC=（G06T）or IPC=（G16H）or IPC=（G06N）or IPC=（A61M）or IPC=（A61K）or IPC=（G01N）or IPC=（A61P）or IPC=（C12N）or IPC=（G06V）or IPC=（C12Q）or IPC=（G06F）or IPC=（G06K））

附录三　Scopus 数据库

本报告所使用的 Scopus 数据库是爱思唯尔的同行评议文章摘要和引文数据库，涵盖约 105 个国家的 5000 家出版商在 39 000 多家期刊、丛书和会议记录中发表的 7730 万篇文章。

Scopus 的覆盖范围是多语种和全球性的：Scopus 中大约 46% 的标题是以英语以外的语言发布的（或以英语和其他语言发布的）。此外，超过 50% 的 Scopus 内容来自北美以外地区，代表了欧洲、拉丁美洲、非洲和亚太地区的许多国家。

Scopus 的覆盖范围还包括所有主要研究领域，其中关于自然科学刊物约 13 300 个，健康科学 14 500 个，生命科学 7300 个，社会科学 12 500 个（后者包括约 4000 个与艺术和人文有关的学科）。所涉及的刊物主要是系列出版物（期刊、贸易期刊、丛书和会议材料），相当数量的会议论文也从独立的会议记录卷（一个主要的传播机制，特别是在计算机科学中）中涉及。Scopus 认识到所有领域（尤其是社会科学和艺术与人文学科）的大量重要文章都是以图书形式出版的，因此在 2013 年开始增加图书覆盖率。截至 2018 年，Scopus 共收录 175 万册图书，其中社会科学类 40 万册，人文艺术类 29 万册。

此外，在开放获取（Open Access）的文章类型方面，Scopus 约包含 789 万篇文章，有 5500 多本金色 OA 期刊涵盖其中。

在专利方面，Scopus 包含了五个主要知识产权局或专利局：美国专利及商标局（USPTO）、欧洲专利局（EPO）、日本特许厅（JPO）、英国知识产权局（UKIPO）和世界知识产权组织（WIPO）的约 4370 万个专利。

Scopus 数据的更新频率以天为单位，每天会更新约 10 000 篇。

附录四　SciVal数据库

爱思唯尔的新一代SciVal科研数据分析平台为全球超过12 000家研究机构和230个国家提供了快速、便捷的研究成果。作为一个拥有多种功能和极具灵活性的即用型解决方案，Scival使用户能够在研究领域中导航，设计多个优化方案来分析科研表现。爱思唯尔还通过SciVal Spotlight和SciVal Strata与全球许多领先机构进行常年合作，不断给Scival的完善提供丰富经验。

1. **数据源**　SciVal基于Scopus，使用Scopus从1996年到现在的数据，覆盖超过4800万条记录，包括来自5000家出版商的21 000部系列刊物。其中包括：

- 22 000多种同行评审期刊。
- 360种贸易出版物。
- 1100系列丛书。
- 550万份会议文件。

2. **指标**　SciVal提供了广泛的行业认可和易于解释的指标，包括雪球指标（Snowball metrics），这是经过高等教育机构一致同意并制定的为机构战略决策而服务的标准指标。

附录五　定量指标说明

发文量：发文量数值统计了被评估主体包含期刊文章、会议文集、综述文章、发表丛书的所有文章，代表了被评估主体在某一个固定时间段内的科研产出。

被引次数：是指在某一个固定时间段内被评估主体所发表文章的所有被引用次数，在一定程度上反映了被评估主体发表文章的学术影响力。但是也需要考虑到，发表时间较近的文章相比于年份较久的文章，会由于积累时间较少而导致总被引次数较少。

浏览次数：浏览次数是根据 Scopus 中的使用数据生成的。该指标是指文章摘要的浏览量和被点击其出版商网站链接查看全文的次数之和，体现了文章的总使用影响力，即该实体的出版物被浏览了多少次。

归一化引文影响力（field weighted citation impact, FWCI）：FWCI在一定程度上反映了被评估主体发表文章的学术影响力，相比于总被引次数，FWCI从被评估主体发表文章所收到的总被引次数相比于与其同类型发表文章（相同发表年份、相同发表类型和相同学科领域）所收到的平均被引次数的角度出发，能够更好地规避不同规模的发表量、不同学科被引特征、不同发表年份带来的被引数量差异。如果FWCI为1意味着被评估主体的文章被引次数正好等于整个Scopus数据库同类型文章的平均水平。

FWCI的计算公式如下：

$$FWCI = \frac{C_i}{E_i}$$

式中，C_i表示文章收到的引用次数；E_i表示所有同类型文章在出版年和其后5年内的平均被引次数。

如果一个文集包含N篇文章，那么这个文集的FWCI可通过以下公式计算：

$$\overline{FWCI} = \frac{1}{N} \sum_{i=1}^{N} \frac{C_i}{E_i}$$

式中，N表示文集中被Scopus数据库索引的文章数量。

FWCI使用5年时间窗口进行被引次数的统计。例如，2012年出版物的FWCI均值是根据2012年发表的文献在2012—2017年的引文进行计算的。如果一篇文章的发表时间不足5年，在计算时使用数据提取日的所有引文。

复合年均增长率（compound annual growth rate，CAGR）：是在特定时期内的年度增长率，计算方法为总增长率百分比的 n 方根，n 等于有关时期内的年数公式为：（现有数量/起始数量）^(1/年数)—1。

前1%、10%高被引文章：表示一个国家/机构/研究人员的文章产出在与整个Scopus数据库的文章（相同ASJC学科内）对标时所产生的被引次数最高的前1%、10%百分位数的文章。该指标包括：

- 被引次数最高的前1%、10%百分位数的文章数量。
- 被引次数最高的前1%、10%百分位数的文章占比。

专利数量（portfolio size）：去除同族后有效专利数量。

专利资产指数（patent asset Index™），简称PAI。PAI是一个专利组合中所有专利（族）的Competitive Impact（竞争力）值的总和。平均而言，影响力越大的专利，总体上影响力越高。本指标广泛用于知识产权部门，竞争情报，政府竞争主管部门及投资者关系。

专利竞争力（competitive impact），简称CI。CI是技术影响力（technology relevance）与市场影响力（market coverage）的乘积。每个专利（族）被赋予一个CI值。在分析中，一个专利集合的CI值为该专利集平均CI值。

技术影响力（technology relevance），简称TR。TR是衡量一个专利（族）技术重要性的指标，体现了一个专利（族）对对后续技术发展的重要性和影响程度。通过计算一件专利在全球范围内被引证的数量，同时根据该专利的公开时间、引证来自的专利局及技术领域的不同进行算法调整，得出被评价专利族相对技术影响力。简单而言，例如一个专利（族）的TR值为2，表明该专利（族）的技术影响力是同年公开的，同一技术领域的专利影响力均值的两倍。

市场影响力（market coverage），简称MC。MC是衡量一项专利（族）所在的全球市场规模的指标。该指标的计算考量了被评价专利（族）申请的同族国家数量以及其活跃国家的当年的国民收入总值（gross national income，GNI）（由世界银行公布），同时考量了各个同族专利的申请、授权或失效的法律状态。

政策文档的引用（policy citation）：主要是指来自政府（如中国政府https://www.gov.cn、国家发展改革委员会https://www.gov.cn）、智库、NGO等组织的公开政策文件对学术成果的参考引用。此处定义的"政策文档"为政策制定者撰写或者使用的文件，因此不仅含有政府文件（如政府发布的白皮书、法案草案、报告和指南，以及来自委员会或议会的立法记录），还包括来自智库的政策简报、中央银行的工作报告、非政府组织的研究报告和卫生机构的临床指南等文档。PLUMX在2021年引入Overton的政策引用数据2，Overton可从182个国家和1500多个来源收集政策数据，这极大地扩展PLUMX政策引用的覆盖范围。

需要注意的是，政策引用也有其局限性：①目前本平台政策引用数据源以英文为主，对以非英语语言撰写的资源覆盖度有限，这会低估对以汉语为主的中国的政策文件的引用评价。②政策贡献通常是非"突发"事件或现象，对政策产生影响可能涉及不同的项目、多方利益相关者及时间跨度较大的交流互动。③广义上来说，政策文件中的引用反映了影响力，但不一定是反映"质量"，同时政策引用不能展示文献对政府决策的所有贡献。

专利被引次数（patent citation）：是指在某一个固定时间段内被评估主体所发表的文章被专

利所引用的次数，在一定程度上反映了被评估主体发表文章在实际应用和技术创新方面的影响力。专利的计算以专利家族为计量单位。专利的范围涵盖五大专利局：世界专利局、美国专利局、欧洲专利局、英国专利局和日本专利局。

CiteScore：CiteScore是衡量期刊等来源的引文影响力的一种方法。计算CiteScore的依据是期刊4年来的文献（文章、评论、会议论文、书籍章节和数据论文）被引用次数，除以Scopus索引的4年内出版的相同类型文献的数量。

研究成熟度（research level）：研究可以分为科学的不同阶段（附表5.1），从基础到应用/临床。本报告参考学者Klavans和Boyack研究引入的一种分类新模型——根据标题、摘要词和引用的参考文献进行训练——按研究水平对个别文章进行分类。一般来说，物理、化学、生物学和部分医学领域与基础研究相关，而工程、计算机科学、社会科学和医学的临床领域更多与应用研究相关。对于这些领域，引用数（影响力）和研究水平之间存在正相关，即当从应用端变到基础研究端时，引用数会增加。

附表5.1　研究成熟度的不同阶段

研究阶段	生物医学领域	非生物医学领域
1	clinical observation 临床观察	applied technology 应用技术
2	clinical mix 临床调查-临床观察混合	engineering-technological mix 工程与技术混合
3	clinical investigation 临床调查	applied research 应用研究
4	basic research 基础研究	basic scientific research 基础科学研究